DU TRAITEMENT

DE LA

PHTHISIE PULMONAIRE.

Bordeaux. — Imprimerie de HENRY FAYE, rue Sainte-Catherine, 139.

DU TRAITEMENT

DE LA

PHTHISIE PULMONAIRE.

QUELQUES RÉFLEXIONS

SUR LES

PHTHISIQUES OBSERVÉS A L'HÔPITAL SAINT-ANDRÉ

de Bordeaux;

PAR ÉMILE-L[s] PÉREYRA,

médecin titulaire de l'hôpital Saint-André de Bordeaux.

Quod scripsi, vidi.

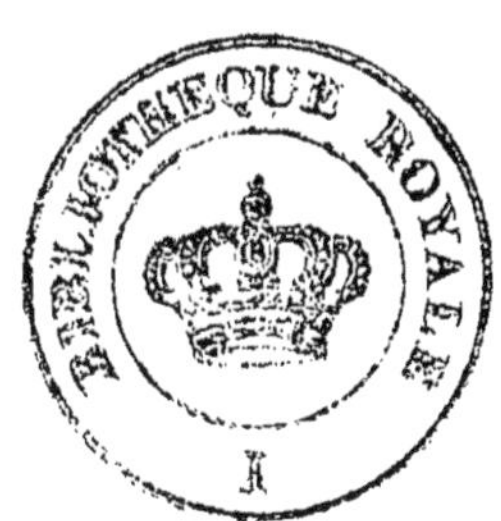

SE TROUVE :

A PARIS,
CHEZ GERMER-BAILLIÈRE, LIBRAIRE,
rue de l'École de Médecine, 17.

A BORDEAUX,
CHEZ CHARLES LAWALLE, LIBRAIRE,
allées de Tourny, 52.

1843

AVANT-PROPOS.

Dans toutes les sciences, les progrès n'arrivent pas isolément et subitement. Des divers points où on les cultive, il semble qu'il y ait souvent et communauté d'efforts et communauté d'idées; cela vient probablement que, placés au même point de départ, plusieurs entrevoient en même temps les lacunes qui existent et travaillent à les faire disparaître; c'est ainsi que pour ne parler que du traitement de la phthisie pulmonaire qui fait le sujet de ce Mémoire; depuis que j'ai commencé mes observations, plusieurs articles de journaux ont fixé l'attention du monde médical sur des tentatives faites dans plusieurs villes, dérivant à peu près des mêmes idées qui m'ont conduit à adopter le mode de traitement que je propose.

Je suis loin d'accuser qui que ce soit de plagiat, quoique toutes les observations dont je parle aient été faites dans notre grand hôpital de Bordeaux, devant un grand nombre d'élèves, et que j'en aie donné connaissance à plusieurs médecins étrangers qui sont venus nous visiter. — Je ne réclame donc aucune priorité, je raconte comment mes idées, sur la nature de la phthisie, m'ont amené en 1838 à rechercher d'autres moyens de traitement que celui qui était employé jusqu'alors; je dis ce que j'ai fait, et les résultats que j'ai obtenus doivent encourager les médecins à abandonner la méthode antiphlogistique qui ne laisse le plus souvent que l'espoir de soulager, de pallier la maladie, sans songer à une guérison, qui arrive si rarement, qu'un praticien un peu âgé n'y compte presque jamais.

J'ai vu, il y a deux ou trois ans, dans *la Gazette Médicale,* qu'un médecin allemand a essayé l'huile de foie de morue dans la phthisie, et ne s'en était pas bien trouvé. Je ne nie pas que ce résultat n'ait été obtenu en Allemagne; les climats changent plus qu'on ne croit les symptômes des maladies, leur marche, et les accidents qui peuvent se développer. Les observations que j'ai continué à faire, nonobstant cette assertion, ont eu pour sujet des individus vivant dans un climat très-tempéré. Bordeaux, en effet, est situé dans une plaine, sur les bords d'un beau fleuve, le froid règne en général quelques jours seulement, l'air n'est jamais très-sec, même en été où les chaleurs sont tempérées par des pluies fréquentes qui rafraîchissent l'atmosphère. C'est à Bordeaux que j'ai constaté les effets du traitement que je développe plus bas; je ne puis assurer que quelques modifications ne doivent être apportées par les praticiens qui voudront le mettre en usage dans d'autres pays et dans d'autres conditions; peut-être éprouveront-ils des difficultés qui ne se sont pas présentées à mon observation, mais que la pratique les mettra bientôt à même de pouvoir surmonter.

DU TRAITEMENT

DE LA

PHTHISIE PULMONAIRE.

QUELQUES RÉFLEXIONS

SUR LES PHTHISIQUES OBSERVÉS A L'HOPITAL SAINT-ANDRÉ

de Bordeaux.

—

Depuis les travaux de Laënnec, la phthisie pulmonaire n'est plus divisée en une multitude d'espèces; cette maladie est si bien connue dans son origine, sa marche, son développement, ses lésions organiques, soit par les moyens de l'auscultation, de la percussion, etc., soit par les nombreuses autopsies, que je crois inutile de revenir sur un sujet sur lequel la science ne présente plus aujourd'hui aucune incertitude.

Que pourrais-je dire, en effet, qui ne se retrouve dans tous les ouvrages modernes ? toujours des tubercules miliaires qui séjournent dans les poumons, en plus ou moins grande quantité, qui restent stationnaires plus ou moins longtemps, qui grossissent, se réunissent, acquièrent un volume assez considérable, se ramollissent enfin, se creusent, suppurent, forment des cavernes, et s'accompagnent dans leurs diverses évolutions, plus ou moins promptes, de symptômes presque toujours les mêmes, qui mènent peu à peu le malade au tombeau; tubercules miliaires, tubercules crus, et enfin tubercules suppurés ou caverneux. Les tubercules suppurés, étant la dernière transformation, sont reconnus à des signes généralement positifs : le gargouillement, le son amphorique et surtout la pectoriloquie, indiquent d'une manière évidente qu'il existe dans un des points du poumon un espace vide qui contient des matières, ou qui suppure, ou qui a suppuré, et que dans ces cas la phthisie ne peut guère être confondue avec aucune autre maladie. Ces signes sont assez facilement appréciés avec un peu d'habitude, pour qu'on ne puisse supposer qu'un médecin qui pendant quelques années a eu l'occasion d'ausculter beaucoup de phthisiques ait pu commettre des erreurs.

Médecin adjoint de l'hôpital Saint-André depuis le 1er mai 1834, j'ai constamment suivi les visites du médecin auquel j'étais attaché, lorsque je n'étais pas chargé du service moi-même; j'ai commencé depuis cette époque une série d'observations que j'ai continuées jusqu'à aujourd'hui, et que je me propose de continuer encore tant que je me trouverai dans la même position. Les nombreux phthisiques que contenaient les salles de la clinique interne occupèrent spécialement mon attention; les cours d'auscultation que je fis à cette époque aux élèves, en me faisant tenir par force au courant de la marche de la science, me faisait partager l'opinion généralement conçue, que vainement les travaux modernes avaient rendu sensibles aux sens les dégénérations diverses d'un organe aussi important que le poumon; que la thérapeutique n'en était pas plus avancée; qu'il ne restait le plus souvent aux médecins, qui avaient reconnu l'état des organes, qu'à assister presque désarmés aux progrès de cette funeste maladie, et à constater l'impuissance de l'art; tout au plus essayait-on quelques palliatifs contre les divers symptômes qui se succédaient. Pendant trois ans je fus témoin résigné, mais observateur attentif de la fin d'une grande quantité de phthisiques; tous furent ouverts par moi ou en ma présence, ils ne me servaient encore qu'à prouver aux élèves que les moyens indiqués par la science, pour reconnaître les désordres du poumon, avaient ce degré de certitude qui exclut le doute; et en effet, non-seulement je ne me contentais pas de faire lire l'auscultation que j'avais fait écrire lors de l'entrée du malade, mais nous l'auscultions quelques jours avant sa mort, et nous notions, avec du nitrate d'argent, sur sa poitrine, les places où tel ou tel désordre devait exister. — Je cherchai bientôt à reconnaître si la thérapeutique devait constamment rester dans cette voie si funeste qui ne mettait au développement et à la terminaison de la maladie que de si légères entraves.

Les émollients, le régime lacté, quelques exutoires, quelques hypnotiques, quelques légers toniques, donnés encore bien timidement, tels étaient les moyens qui étaient alors employés à l'hôpital, ainsi que dans la pratique de presque tous les médecins; cette médication, suite de la doctrine de Broussais, qui admettait comme cause du tubercule l'irritation de la muqueuse bronchique, était imposée même à ceux qui ne croyaient point à cette pathogénie. L'incertitude qui régnait sur les maladies de poitrine avant Laënnec faisait qu'on ne pouvait retirer aucun fruit de la lecture des auteurs qui l'avaient précédé, dans la pensée qu'ils ne pouvaient avoir aucune base pour être fixés sur la nature de la maladie qu'ils avaient eu à combattre. Ainsi les belles observations de Raulin, de Morton, de Reid, etc., étaient comme non avenues.

Pendant la grippe de 1837 nous étions chargés du service des teigneux; en deux mois je vis se développer chez sept ou huit enfants qui étaient en traitement, la phthisie qui marcha avec une rapidité assez grande; tous ces enfants étaient scrofuleux, tous avaient un chapelet de petits ganglions qui, de l'angle de la mâchoire, suivaient sur les côtés du cou jusqu'à la poitrine; dès ce moment mes idées se portèrent naturellement sur l'analogie qui pouvait exister entre ces deux maladies. Je relevai avec plus d'attention les causes qui semblaient avoir occasionné la tuberculisation, il ne me fut pas possible de douter qu'elles ne fussent presque toutes de la nature de celles qui produisent les maladies scrofuleuses. La plupart des malades atteints de phthisie, qui entrèrent dans notre service, reconnaissaient des causes débilitantes qui d'abord avaient dû puissamment agir sur leur constitution.

Beaucoup présentaient le même chapelet sur le trajet des lymphatiques que j'avais remarqué sur les teigneux, et quelles qu'aient été les causes déterminantes, je crus qu'il n'y avait d'autre différence entre le tubercule intérieur et le tubercule extérieur que le siége, que leur naissance et leur développement devaient s'expliquer de la même manière; que si tous deux nécessitaient pour leur apparition un état spécial de la constitution, tous deux exigeaient, pour leur disparution, une modification analogue.

Il est vrai que le siége des tubercules pulmonaires, leur nombre, toujours bien plus considérable, établit des différences bien grandes entre les symptômes et la gravité de la maladie; l'importance de l'organe au milieu duquel se développe ce corps nouveau, la diminution de la portion respirable, la diminution de l'hématose, donnent à la maladie un aspect tout différent; mais dans son essence le tubercule pulmonaire est dû à la même cause première que le tubercule du tissu cellulaire, et tant que la constitution ne sera pas modifiée ou par l'art ou par la nature, il se développera et amènera d'autant plus vite la mort du malade, qu'il rendra de plus en plus impossibles les fonctions de l'organe au milieu duquel il s'est développé; tandis que le tubercule extérieur, après être resté plus ou moins de temps stationnaire, n'entraînera qu'à la longue, par son retentissement sur toute l'économie, la destruction de l'organisme; mais ces différences dans les symptômes ne sont qu'apparentes et deviennent nulles, si l'on compare ces deux maladies en elles-mêmes, elles deviennent alors identiques, et si l'expérience de tous les siècles a admis pour l'une une nature de traitement qui réussit souvent, c'est dans la même médication qu'on doit trouver les moyens d'enrayer la marche de l'autre, et, s'il est possible, de laisser à la nature le soin et le temps de faire disparaître ces corps anormaux qui s'étaient développés dans l'intérieur d'un organe important, surtout lorsqu'il reste assez de portions saines de cet organe pour suffire aux fonctions dont il est chargé.

C'est d'après cet ordre d'idées que je commençai en 1838 à m'éloigner de ce sentier de mort dans lequel la médecine marchait encore.

J'essayai successivement les divers moyens conseillés contre les maladies scrofuleuses; l'iode et les diverses préparations furent prescrites, d'abord à des doses extrêmement faibles; mais aussitôt que je donnais une dose susceptible d'amener une modification, l'aggravation de tous les symptômes m'avertissait que je devais suspendre l'usage de ces médicaments; l'hydriodate de potasse, ou l'iodure de potassium, dont on fait aujourd'hui un usage si grand, fut essayé par moi sur plusieurs phthisiques, non point dissous dans une grande quantité de liquide comme on le prescrit maintenant, mais dans une potion; l'effet de ce remède donnait lieu à une ardeur dans la gorge, dans l'épigastre, à une accélération du pouls, qui me faisaient y renoncer promptement : je l'ai essayé dans ces derniers temps chez trois malades qui avaient en même temps que la phthisie bien confirmée, des symptômes de syphilis, les mêmes effets se sont présentés au début; c'est à 50 centigrammes, dissous dans un litre de tisane de guimauve édulcorée que je l'ai administré, et toujours l'ardeur du gosier, de l'estomac, m'ont obligé de le suspendre par temps; chez un homme je l'ai peu à peu porté à 1 gramme par jour, mêlé à 10 centigrammes d'opium, j'ai obtenu au bout de quarante jours la disparution des pustules syphilitiques, la diminution d'une exostose du tibia, et une amélioration dans les symptômes de la phthisie pulmonaire.

J'ai dans ce moment, dans mes salles, une femme chez laquelle la phthisie est assez avancée, qui présentait des pustules syphilitiques; je l'ai amenée peu à peu, en étant obligé de m'arrêter à plusieurs reprises pendant quelques jours, à 1 gramme d'iodure de potassium; les accidents syphilitiques disparaissent, l'état général s'améliore, mais il existe presque toujours chez cette femme, cette chaleur à la gorge dont j'ai parlé; j'ai encore dans la même salle une femme de trente-huit ans, phthisique, qui fut traitée il y a trois ans dans mes salles, et qui était sortie dans un état satisfaisant, rentrée il y a un mois avec des symptômes de syphilis constitutionnelle, je n'ai pu continuer trois jours de suite l'iodure de potassium, à la dose de 50 centigrammes; l'aggravation de tous les symptômes de la phthisie, la toux, la fièvre surtout, me força d'y renoncer.

J'essayai aussi l'éponge calcinée, espérant que l'iode mêlé avec d'autres substances, n'y étant pas à nu, ne produirait pas un effet irritant aussi immédiat; je ne fus pas plus heureux, je fus obligé d'y renoncer après les premiers essais; je mêlai inutilement ces substances à l'opium, à la digitale; mais, sans un plus heureux résultat, je me livrais patiemment à ces expérimentations que je faisais avec la prudence que tout médecin consciencieux doit avoir, lorsque je lus dans quelques extraits de journaux allemands, qu'on employait dans les Pays-Bas, avec le plus grand succès, l'huile de foie de morue contre les maladies scrofuleuses; j'espérais trouver dans ce moyen le modificateur que je cherchais, je m'adressai à mon ami et collègue M. Fauré, qui eut la complaisance de prendre toutes les informations nécessaires pour être fixé sur l'identité du remède que notre commerce met en si grande quantité à notre portée ; il se livra, avec ce zèle que nous lui connaissons, au travail de l'analyse des diverses qualités, à leur épuration. Bien fixé sur les diverses substances qui entraient dans ce médicament, je commençai avec la troisième espèce, c'est-à-dire l'huile un peu colorée, les essais que j'ai continués sans interruption jusqu'à aujourd'hui.

Si la maladie de l'époque actuelle est de trop se hâter de publier des faits la plupart du temps incomplets, que l'expérience vient bientôt démentir, il est un autre extrême que l'on doit éviter, c'est un devoir pour un médecin de livrer à la publicité les résultats de ses essais, lorsqu'un temps moral lui a permis d'en constater à plusieurs reprises les effets ; il y a bientôt cinq ans que j'emploie dans la phthisie pulmonaire l'huile de foie de morue, aidée d'une médication variée et d'un régime fortifiant ; j'ai eu des succès que je n'aurais pas obtenus par aucune autre méthode ; l'époque est arrivée où ce serait, d'après ma conscience, un crime, dans l'intérêt de l'humanité, de ne pas les publier.

Je crois, avant d'entrer en matière, devoir placer ici la note que m'a remise M. Fauré ; ce fut là mon point de départ.

« L'huile de foie de morue, qu'on trouve dans le commerce, varie beaucoup en couleur, en saveur et en odeur ; souvent elle est blanche ou citrine, d'autres fois elle est jaune foncé, et même rougeâtre. Ces différences dans les caractères physiques de l'huile de morue, le prix élevé auquel on la tient dans les maisons de droguerie, et le désir que me témoigna le docteur Pereyra d'employer cette huile fréquemment dans le traitement des affections strumeuses, m'engagèrent, il y a déjà plusieurs années, à me livrer à quelques recherches propres à me faire reconnaître si l'huile de morue, diversement colorée, contenait également de l'iode, et s'il ne serait pas possible d'obtenir, pour l'usage médical, une huile identique dans ses effets, et à un prix assez modique, pour qu'elle fût à la portée de tous les malades.

» Dans ce but, je priai un de mes amis, armateur, faisant faire la pêche de la morue, de me mettre en rapport avec un de ses capitaines, et je dois à l'obligeance de celui-ci de connaître le mode suivi par les terreneuviers pour la préparation de l'huile de morue. A bord de ces navires pêcheurs, l'huile s'obtient en laissant fermenter dans de grandes pièces défoncées d'un bout, les foies de morues qu'on y jette, à mesure que ces poissons sont vidés pour être salés. Les foies ainsi amoncelés dans ces futailles ne tardent pas à s'altérer, et quand la température favorise la fermentation, cinq à six jours suffisent pour que l'huile se sépare; celle-ci vient nager à la surface de la tonne, d'où on la retire au moyen de petits robinets en bois, placés à diverses hauteurs. La première huile obtenue est peu colorée, mais à mesure que la fermentation se prolonge (et elle dure longtemps par l'addition continuelle de nouveaux foies que l'on jette sur les premiers), elle prend une couleur jaunâtre, qui se fonce peu à peu jusqu'au rouge clair. L'huile qui reste longtemps en contact avec les matières fermentées se sature de l'odeur putride que dégage la fermentation; elle devient très-fétide et ne pourrait être administrée ainsi à l'intérieur, tant son aspect et son odeur sont repoussants.

» Il y a donc trois sortes d'huile de foie de morue: *la première*, celle obtenue au commencement de la campagne, elle est presque *blanche; la seconde*, celle que l'on retire lorsque les foies sont en fermentation depuis plusieurs jours, elle est d'un *jaune rougeâtre*, et *la troisième*, celle qui est restée constamment en contact avec les matières animales et dans laquelle se retrouvent des débris de poissons et même du liquide sanguinolent qui est au fond des pièces; celle-là est très-fétide et ne peut servir que pour les mégissiers.

» L'examen chimique que j'ai fait de chacune de ces huiles m'a démontré que l'huile la plus colorée est celle qui contient le plus d'iode; l'huile blanche n'en contient que des traces. Ce fait une fois constaté, c'est sur l'huile d'un jaune rougeâtre, séparée de toute matière animale putréfiée, que j'ai porté mes investigations. Cette huile, chauffée pendant cinquante à soixante minutes, à 100 degrés centigrades, puis filtrée, a une couleur jaune foncé, une odeur de poisson sans fétidité, une saveur fade; elle est claire, transparente, n'a rien de dégoûtant, et peut être employée avec confiance pour l'usage médical. A froid, l'acide sulfurique concentré colore sur-le-champ en une belle couleur violet pourpré l'huile de foie de morue; mais à mesure que la réaction de l'acide sur l'huile se continue, la couleur se fonce, passe au brun et bientôt au noir.

» L'acide hydrochlorique la colore en jaune grisâtre, puis la couleur passe au gris noirâtre, et enfin elle noircit. L'acide nitrique la rend d'un jaune rougeâtre, et cette couleur augmente d'intensité jusqu'au rouge brique. A chaud, ces réactions sont beaucoup plus prononcées; l'acide hydrochlorique surtout la noircit sur-le-champ. Les alcalis fixes, caustiques, mis en contact avec l'huile de foie de morue, en dégagent de l'ammoniaque; ils l'empâtent avec facilité, et la saponifient. Si l'on dessèche ce savon, qu'on l'incinère et qu'on traite le résidu par l'acide sulfurique concentré, on obtient un dégagement d'iode, qui colore en bleu très-intense du papier amidonné, placé à l'ouverture du petit matras où se fait l'opération.

» L'huile blanche est également épaissie et saponifiée par les alcalis fixes, mais ils n'en dégagent que peu d'ammoniaque, et le savon obtenu par ces agents, calciné et traité comme celui de l'huile jaune, fournit à peine des traces d'iode.

» Il paraîtrait donc que l'huile de foie de morue doit en partie sa couleur à l'iode qu'elle contient;

ce corps simple n'est point un des principes constituants de l'huile de morue, mais sous l'influence de la fermentation putride qui s'opère dans les tonneaux où cette huile se prépare, l'iode contenu dans les liquides du poisson est isolé de ses combinaisons, pour en former de nouvelles, dont l'ammoniaque est sans doute la base, et c'est à la faveur de cet alcali qu'il se dissout dans l'huile. Je crois donc que l'huile de morue *colorée*, privée de toute odeur putride, clarifiée et filtrée comme je l'ai indiqué [1], a une action médicale plus active, plus énergique, que celle qui est blanche ou de couleur ambrée, et que c'est peut-être à cette différence de qualité qu'il faut attribuer les effets si différents, obtenus par les praticiens qui ont expérimenté cet agent thérapeutique. »

Depuis 1838, où les recherches de M. Fauré furent faites, l'analyse de plusieurs autres chimistes n'a découvert aucun principe nouveau dans l'huile de foie de morue; M. Fauré a eu la complaisance de se livrer dernièrement à de nouvelles recherches, de s'assurer, entre autre chose, si ce médicament ne contiendrait pas quelques principes biliaires, ainsi que le présumait un de nos confrères; il a relu la note qu'il m'avait donnée il y a longtemps, en me disant qu'il n'avait rien à y ajouter.

Je commençai, à la fin de 1838, à donner à un

[1] Cette huile, purifiée, ne revient pas à un prix plus élevé que l'huile d'olive.

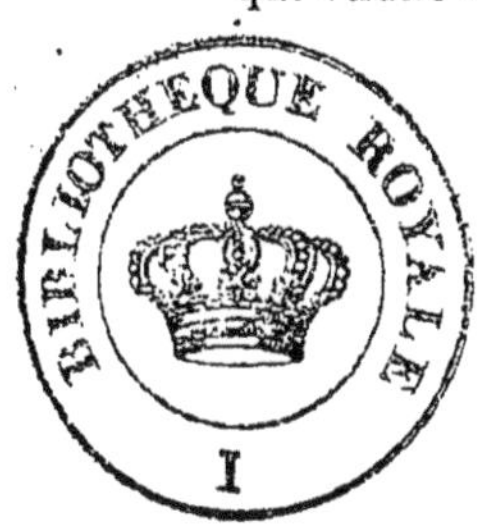

phthisique deux cuillerées par jour d'huile de foie de morue; toujours sous la préoccupation de l'irritation que j'avais augmentée par les divers médicaments iodurés, je continuais le régime lacté et les boissons émollientes; je vis avec le plus grand plaisir que l'huile n'était suivie d'aucun symptôme d'irritation; le premier malade auquel je la donnai était un jeune homme âgé de dix-huit ans, boulanger, sur lequel j'avais constaté l'existence d'une énorme caverne au lobe supérieur droit; la fréquence du pouls, la toux, l'expectoration puriforme, les sueurs nocturnes abondantes, l'amaigrissement, ne laissaient aucun doute sur l'issue funeste et prompte de la maladie; les symptômes semblèrent s'enrayer, le pouls se calma, la toux diminua, les sueurs nocturnes disparurent peu à peu, l'appétit se déclara, le malade ne se contenta plus du régime lacté; j'entrai alors plus hardiment dans la voie nouvelle que je m'étais ouverte; je prescrivis un régime plus fortifiant, le quart, la demi, enfin la portion entière, composée de $^3/_4$ de kilogramme de pain, sans compter la soupe, de la viande rôtie ou grillée, deux fois par jour, demi-litre d'un vin assez généreux; peu à peu les forces revinrent, l'embonpoint, la gaîté, reparurent; le malade sortit deux mois après, le 15 janvier 1839, dans un état très-satisfaisant.

J'oubliais de dire que j'avais fait mettre, depuis le commencement de son entrée à l'hôpital, un seton sur la partie supérieure et antérieure de la poitrine, du côté droit; il sortit avec son seton, qui existait encore. Je conseillai à ce jeune homme de ne pas continuer sa profession, de garder cet exutoire, et de rentrer dans mon service aussitôt qu'il redouterait le retour de sa maladie; je ne l'ai pas revu.

La seconde occasion qui s'offrit à moi de donner l'huile de foie de morue a eu un résultat si positif, que je ne puis me dispenser de faire l'histoire abrégée de cette maladie.

Une jeune fille publique, âgée de dix-huit ans, nommée Touzet, d'un tempérament lymphatique très-prononcé, était, au commencement de 1839, dans une de mes salles; amaigrie, fièvre hectique, fréquence du pouls, sueurs nocturnes, toux fréquente, crachats purulents, appétit nul, tel était le résultat auquel l'avaient conduite cinq mois de souffrances: l'auscultation m'avait fait constater des tubercules crus, en grande quantité, deux pectoriloquies très-évidentes, avec souffle caverneux, deux cavernes assez considérables du côté droit supérieur de la poitrine. Depuis trois mois, l'évacuation menstruelle était supprimée, la diarrhée avait paru par intervalle, l'appétit était presque nul; je prescrivis l'huile de foie de morue à la dose de deux cuillerées par jour, un régime animalisé, un peu de vin; mais je fis appliquer un seton sur l'une des cavernes; l'amélioration se déclara avec une promptitude des plus heureuses, tous les symptômes s'amendèrent; je portai successivement le régime jusqu'à la portion entière, la pâleur de cette fille, jointe à l'aménorrhée, m'engagèrent à donner des pilules de Blaud, qui hâtèrent encore le retour de cette malade à la santé; au bout de deux mois ses règles revinrent; elle avait repris de l'embonpoint, des couleurs, de la force, de la gaîté; elle se trouvait presque dans un état normal. Elle sortit dans le commencement du mois de mars 1839.

J'auscultai cette fille le jour de sa sortie, je constatai l'existence des cavernes, les tubercules crus me semblèrent moins volumineux, quelques parties du poumon droit me parurent présenter une respiration plus facile.

J'avais perdu complétement cette fille de vue, lorsqu'elle rentra dans mes salles le 1er juin 1842, trois ans passés après sa sortie. Elle me dit que pour la première fois depuis sa guérison elle avait toussé, que la frayeur l'avait engagée à ne pas laisser, comme l'autre fois, marcher la maladie, et qu'elle s'était empressée de rentrer dans mes salles; elle m'avoua que, poussée par sa destinée, malgré mes conseils, malgré sa raison, elle n'avait pu sortir de sa triste profession; qu'elle s'était livrée à tous les excès auxquels ces malheureuses sont accoutumées; que sa santé n'avait pas un moment chancelé, que même, dans cet intervalle, elle était entrée à l'hôpital des Vénériens, qu'elle y avait été traitée par les préparations mercurielles sans aucune précaution spéciale, que ses poumons n'en avaient été nullement affectés.

Cette fille n'avait qu'une légère bronchite; une saignée du bras, un régime doux, des émollients, enlevèrent en peu de jours cette indisposition; elle sortit le 6 juin entièrement bien portante.

Je l'ai auscultée le 2 juin 1842. J'ai encore constaté la pectoriloquie aux mêmes endroits où je l'avais entendue il y avait trois ans et demi; seulement les cavernes semblaient beaucoup plus petites : je n'ai plus entendu le bruit tuberculeux, par conséquent il n'existait plus de tubercules crus, la respiration était normale dans le reste des deux poumons.

Cette observation est très-concluante et prouve d'une manière certaine la guérison d'une phthisie assez avancée, d'abord, par l'arrêt de la tuberculisation, et plus tard par la résorption opérée par la nature des tubercules qui existaient en grand nombre, lorsque par suite de la modification opérée par l'huile de foie de morue, le régime, etc., l'organisme a pu revenir dans son état normal. J'ai constaté, chez cette jeune fille, la pectoriloquie, et à sa première sortie de l'hôpital, et trois ans après, à sa rentrée. J'ai constaté, chez tous les malades sortis, la persistance de ce signe, quel que fût l'état de leur santé générale. J'ai pu le constater aussi sur un de nos anciens phthisiques qui est revenu dans mes salles, mourir d'une autre maladie; je relaterai plus bas cette autopsie, et les réflexions qu'elle m'a suggérées.

Si dans cette circonstance la médication que j'a

employée ne laisse rien à désirer relativement au résultat, on pourrait objecter que je me suis fait illusion sur l'état des organes pulmonaires; à ce sujet, je crois devoir entrer dans quelques détails, qui feront connaître les précautions que je mets en usage pour éviter des erreurs qui doivent être bien rares.

Lorsqu'il entre dans mon service un malade que je soupçonne atteint de maladie chronique des poumons, je fais marquer l'auscultation sur mon cahier de visite. Mon interne interroge le malade dans la journée, écrit tous ses antécédents, décrit l'état dans lequel il le trouve à son entrée, le percute, l'ausculte; le lendemain au lit du malade il lit les notes qu'il a rédigées la veille; je procède, en sa présence, à l'examen attentif de la poitrine; la palpation, la percussion, l'auscultation, sont successivement pratiquées; les signes que je constate sont écrits à mesure par mon interne sur la feuille d'observation, et successivement étudiés par mon interne et son adjoint, et les externes qui se trouvent là. Quel que soit l'état du poumon, je ne fais écrire le diagnostic de phthisie sur le cahier et sur mon registre que lorsque j'ai constaté une pectoriloquie évidente; tous les autres états sont mentionnés par ces mots *tubercules crus, tubercules commençants*. Ainsi, pour moi, comme pour tous les élèves qui ont suivi ma visite, dont quelques-uns sont déjà médecins à Bordeaux, il y a présomption que ce diagnostic est à peu près certain; malheureusement nous avons eu trop d'occasions de l'éprouver sur la table de l'amphithéâtre : presque toutes nos auscultations ont été confirmées par l'inspection des poumons lorsque les malades ont succombé, et si les sensations qui nous ont fait porter dans ces cas un diagnostic juste, sont absolument les mêmes, nous sommes portés logiquement à conclure que nous ne nous trompons pas plus souvent lorsque les malades ne meurent pas.

Nous avons eu de nombreuses occasions de nous assurer du bon effet de la médication que je mets en usage sur plusieurs malades qui, plus tard, ont pu dissiper tous les doutes qui auraient pu exister. Parmi sept ou huit observations, je cite la suivante, la dixième de mon recueil, que je rapporte telle que je l'ai écrite dans le temps.

SALLE 12, N° 36. — AOUT 1839 (N° 10).

Phthisie pulmonaire, tubercules nombreux partout. — Très-soulagé une première fois par l'huile de foie de morue.

Arnaud Lambert, âgé de neuf ans, de Bordeaux, petit pour son âge, entre à l'hôpital dans le mois de mai, atteint de suffocation, d'une fièvre intense, de toux constante, sueurs colliquatives, etc. Ausculté, il nous présente une quantité considérable de tubercules pulmonaires à l'état cru, caverne à droite; je le mets à l'usage de l'huile de foie de morue : ce médicament, pris avec constance pendant un mois, à la dose de deux cuillerées par jour, opère une métamorphose étonnante; la toux disparaît presque, il n'y a plus de fièvre, l'appétit et la gaîté reviennent; l'enfant engraisse, et veut absolument sortir de l'hôpital. C'est le 16 juin que je signe son billet de sortie, en recommandant à son père de continuer l'usage de ce médicament. — Il rentre le 29 juillet : depuis quinze jours, le mieux qui s'était soutenu a cessé, la fièvre s'est allumée; il rentre suffoquant à l'hôpital, dans un état plus alarmant. Il n'a pas fait usage de l'huile de foie de morue.

Il crache beaucoup depuis quelques jours; je prescris ce médicament, mais la maladie marche assez promptement. Le 14 août il meurt.

Autopsie le 15, à midi.

Tubercules à divers états, remplissant les deux poumons; caverne à droite.—Tubercules énormes, développés dans le médiastin, sur les plèvres costales, pulmonaires, et diaphragmatiques, sur le péricarde.

Surface convexe du foie adhérent au diaphragme par un dépôt de matière tuberculeuse de deux lignes d'épaisseur; tubercules énormes entre l'estomac et le pancréas, mésentère farci de tubercules, tubercules sur la rate, non intérieurement; foie contenant plusieurs tubercules.

Aucun tubercule dans les membranes du cerveau.

Personne ne peut nier, d'après les résultats de l'autopsie, que notre première auscultation n'ait été vraie : il existait bien évidemment, au mois de mai, des tubercules crus dans le poumon, une caverne à droite; la maladie avait une marche aiguë, la tuberculisation semblait devoir envahir une grande partie des poumons en peu de temps. L'huile de foie de morue est donnée : arrêt dans tous les symptômes; la toux disparaît presque, il n'y a plus de fièvre, l'appétit et la gaîté reviennent; cet enfant sort, malgré moi, dans un état satisfaisant.

N'est-il pas à croire que si, au lieu de retourner dans sa pauvre famille, se soumettre de nouveau à l'action des causes qui avaient produit la maladie, il était resté dans mes salles; s'il avait continué la même médication, n'est-il pas raisonnable de croire que la modification produite par le traitement aurait continué, et que peu à peu la santé se serait améliorée au point de permettre la continuation de l'existence de cet enfant?

Nous avons rencontré à l'autopsie une caverne à l'endroit que nous avions signalé lors de la première entrée; on ne peut pas supposer qu'elle se soit faite pendant les deux mois qu'il est resté hors de l'hôpital. L'autopsie nous montre des dépôts de matière tuberculeuse sur plusieurs organes; nous les avons constatés très-souvent. J'ai noté l'absence de tubercules sur les membranes du cerveau, parce que nous en avons trouvé quelquefois dans les cas analogues.

Je me contenterai de citer l'observation suivante, qui est complète, dans ce sens que le malade existe encore dans un état de santé assez bon, quoique lorsque je commençai à le traiter, il fût au troisième degré de la phthisie, et que j'étais bien loin d'espérer, même lorsqu'il sortit soulagé de l'hôpital, que ses poumons pussent suffire aux fonctions de l'hématose, tant ils étaient pleins de cavernes et de tubercules. Je cite l'observation telle qu'elle se trouve dans mes papiers, sous le nº 30.

SALLE 12. — SEPTEMBRE 1839 (Nº 30).

Phthisie pulmonaire, troisième degré. — Très-soulagé par l'huile de foie de morue, et un seton.

Raymond Sue, tailleur, âgé de quarante ans, né à Morcus (Dordogne), habitant Bordeaux depuis longtemps, entré à l'hôpital le 6 août 1839, placé au nº 14, salle 12. Il nous raconte que depuis un an il tousse, il a craché du sang à plusieurs reprises; il est de petite taille, d'une maigreur extrême, il est pâle, à peine peut-il parler, il tousse beaucoup, les crachats sont abondants et purulents, il sue tous les matins, il n'a pas de diarrhée. Son pouls est large, mou, très-fréquent (tuberculeux) : ausculté, je trouve une caverne assez considérable sous la clavicule gauche; tubercules crus, assez nombreux dans le reste du poumon de ce côté, et à droite une large caverne et des tubercules nombreux.

Je prescris l'application d'un seton au-dessus de la caverne à gauche; l'huile de foie de morue à la dose de deux cuillerées, le lait, des tisanes béchiques, et un régime fortifiant. Sous l'empire de cette médication il a été de mieux en mieux; il présente, le 14 septembre, jour de sa sortie, l'état suivant :

L'état général est meilleur, il est moins maigre, il se sent des forces qui l'avaient complétement abandonné à son entrée, sa figure a un teint assez coloré, il dort bien la nuit, crache moins, ne sue presque plus, le pouls est presque naturel.

Comme c'est la grande quantité de malades qui m'a engagé à le faire sortir, et qu'il demeure rue Ségur, il viendra faire panser son seton, et il continuera à prendre l'huile de foie de morue. Je lui ai conseillé de changer d'attitude pendant son travail, de ne travailler qu'assis et très-haut.

Nous noterons la suite de cette maladie.

Le 5 février 1843, j'ai vu cet homme, il est un peu courbé, s'est bien porté depuis sa sortie, a continué à exercer son état de tailleur.

Il tousse un peu l'hiver, mais se remet promptement.

Je n'ai pu l'ausculter, mais j'espère le rencontrer de nouveau et constater l'état dans lequel se trouvent et les poumons, et les cavernes surtout, qui étaient largement béantes.

Ce malade, demeurant à côté de l'hôpital, venait

me consulter très-souvent; je l'ai d'autant plus présent à la mémoire, que ce fut lui qui fut la cause de discussions qui m'obligèrent de recourir à des moyens de répression qui, Dieu merci, ont été les premiers et les derniers que j'aie eu besoin de mettre en usage envers les élèves attachés à mon service.

Ce malade a pris, environ pendant trois mois, l'huile de foie de morue, et la modification a été si heureuse, que depuis bientôt trois ans et demi il est dans son état normal.

Les observations que je viens de lire ont été choisies parmi un grand nombre comme les plus anciennes; il est, je crois, inutile d'en reproduire d'autres qui ne seraient qu'une fastidieuse répétition. Je vais donner les résultats généraux de cette médication.

Depuis le 1er août 1838, date de ma nomination à la place de médecin titulaire de l'hôpital, que j'ai commencé à l'employer, j'ai eu dans mon service un mouvement de 8,835 malades, sur lesquels 362 phthisiques présentant des tubercules ulcérés. Les phthisies confirmées ont été dans le rapport de 4 p. % avec les autres maladies.

De ces 362 malades, 243 sont sortis, 110 sont morts. Restait au 1er mars 7 phthisiques dans mes salles.

Parmi les morts, un petit nombre seulement a été soumis à la médication par l'huile de foie de morue; tous les autres étaient dans un état trop avancé pour que j'aie pu espérer de pallier seulement leur état; les médecins des hôpitaux ne seront point étonnés de ce que j'avance, parce que leur pratique le leur fait voir tous les jours : un grand nombre sont venus mourir dans mes salles au bout de deux ou trois jours; un, même, a été porté à l'agonie. Quoique je porte 244 malades sortis, je ne veux pas prétendre qu'ils aient été tous guéris, ou du moins qu'ils se soient trouvés dans la situation du tailleur Sue. Une vingtaine, et surtout les femmes, n'ont pas voulu ou pu continuer l'huile de foie de morue; plusieurs sont sortis dans un état de légère amélioration. Mais je puis compter, au moins sur une grande moitié, une amélioration notable, et la continuation de cet état chez quelques-uns depuis trois ans et demi. Une grande partie de ces malades est à Bordeaux, et j'ai pu les voir souvent; ils viennent me consulter, soit chez moi, soit à l'hôpital, lorsqu'ils craignent le retour de leur maladie.

Du 1er août 1838 au 1er mars 1841, j'ai des observations isolées, je n'ai que les résultats généraux que j'ai présentés plus haut : depuis cette dernière époque je me suis chargé moi-même de tenir un registre, sur lequel je consigne tous mes malades, et les observations assez détaillées sur le traitement, le résultat, etc., pour que je puisse avoir tous les documents nécessaires pour les maladies que j'ai eu à traiter.

Depuis le 1er mars 1841 j'ai eu dans mes salles,

inscrits sur mes registres, 3,482 malades, sur les quels il y avait 147 phthisiques.

97 sont sortis, 43 sont morts, 7 restaient au 1er mars 1843, et 17 morts n'avaient pas pris d'huile.

Des 97 sortis, 5 femmes n'ont pas voulu ou n'ont pas pu prendre l'huile : 38 hommes et 31 femmes résidaient à Bordeaux, et par conséquent j'en ai revu un grand nombre depuis leur sortie. Je m'occuperai plus bas des diverses considérations que peuvent nous fournir, pour l'histoire de la phthisie, les 147 cas que j'ai observés depuis deux ans.

Je veux maintenant m'occuper du traitement que j'ai mis en usage.

L'huile de foie de morue est un médicament qui, les premiers jours, est désagréable; celle préparée par M. Fauré est limpide, d'une consistance plus liquide que l'huile d'olive, le goût n'en est pas mauvais, mais l'odeur n'en est pas moins assez nauséabonde, quoique épurée et désinfectée avec le plus grand soin; presque tous les malades en éprouvent une impression désagréable, la majorité la vomit un ou deux jours; les malades semblent en avoir pendant toute la journée l'odeur imprégnée dans toutes les parties de leur corps, mais cette première impression passe au bout de deux ou trois jours; avec un peu de persévérance les malades prennent ce remède sans répugnance : en général les enfants le prennent avec la plus grande facilité. J'ai tâché de mélanger l'huile avec un grand nombre de substances pour masquer cette odeur; l'expérience m'a appris qu'il valait beaucoup mieux la donner pure, elle était beaucoup mieux prise qu'avec tout autre liquide qui en augmentait nécessairement le volume; du reste, parmi le grand nombre de gens à qui j'ai prescrit ce médicament, j'en ai trouvé tout au plus huit à dix qui n'ont pu en continuer l'usage.

Lorsqu'un phthisique est soumis à mon observation, lorsque la marche de la maladie n'est pas extrêmement aiguë, j'interroge avec attention les organes digestifs; s'il y a inappétence, je prescris pendant quelques jours une bouteille de limonade gazeuse, une potion légèrement opiacée, deux riz au bouillon, et 125 grammes de pain; aussitôt que je crois que l'estomac pourra supporter l'huile, j'en prescris une cuillerée à bouche le matin et une le soir, après les deux ou trois premiers jours; en général l'huile est bien supportée; l'appétit commence à se prononcer. Du demi-quart je m'élève successivement à la portion entière, avec viandes grillées ou rôties, et demi-litre de vin par jour; les autres prescriptions consistent en tisane gommée et un looch calmant, lorsque la toux est intense, une ou deux portions de lait par jour, suivant le goût des malades. En général, lorsque l'appétit se prononce, la toux diminue, la fièvre se calme, les nuits commencent à être meilleures, la sueur continue encore quelque temps; c'est le dernier symptôme qui s'amende : l'amélioration qui en résulte est du meilleur augure pour le prognostic; on a lieu d'espérer que la modification produite par ce médicament et par le régime se continuera, que la tuberculisation sera enrayée, et que la portion du poumon qui est saine suffira avec de grandes précautions à conserver la vie jusqu'à ce que la nature ait le temps de résorber les produits étrangers qui gênent ou détruisent une grande quantité de l'organe pulmonaire.

Souvent la toux continue à être fréquente, l'économie semble prendre des forces, la nutrition se fait mieux, la fréquence du pouls est moins grande; 5 centigrammes d'opium dans un looch ne suffisent pas pour calmer ce symptôme, qui fatigue considérablement les malades, et qui les empêche de réparer leurs forces par le sommeil; j'emploie alors avec beaucoup d'avantage les cyanures; c'est au cyanure de potassium que je donne la préférence, à la dose de 5 centigrammes, dans une potion, le premier jour; je le porte graduellement à 10 et à 15 centigrammes, je continue l'huile aux mêmes doses, et le régime gradué à l'appétit des malades; je me suis très-bien trouvé de l'union de ce moyen à l'huile de foie de morue; je le cesse aussitôt que la toux est calmée, ce qui arrive le plus souvent au bout de huit à dix jours; je le reprends de nouveau lorsque par suite de quelques circonstances la toux redevient fatigante.

Quelquefois, au milieu de l'état le plus calme et qui donne les plus grandes espérances, la fièvre se rallume, l'appétit se perd, les sueurs, la toux, l'oppression, tous les symptômes en un mot semblent se montrer plus effrayants que par le passé; en général cet état est dû à l'évolution de quelques tubercules qui passent à l'état de suppuration; j'assiste avec tranquillité au développement de cette recrudescence, je diminue le régime, je suspends quelques jours l'huile, je prescris des émollients, quelquefois une très-petite saignée si le malade est assez fort; le cyanure de potassium à la dose successive de 0,20. Aussitôt que cet état se calme, je reprends successivement la médication que j'ai indiquée plus haut, ainsi que l'alimentation graduée : j'ai eu plusieurs malades qui ont éprouvé jusqu'à trois rechutes de cette nature, et qui sont sortis au bout de quelques mois dans l'état le plus satisfaisant. Il en est pour les poumons comme pour les tubercules extérieurs; quoique la médication antiscrofuleuse modifie heureusement la constitution et raffermisse la santé générale, plusieurs tubercules sont bien enrayés dans leur développement; mais d'autres, plus avancés, ne peuvent disparaître sans suppurer, cela n'empêche pas que le malade ne finisse par guérir, mais avec un peu plus de lenteur.

Je suis avec la plus grande attention l'état de la plèvre, la moindre irritation de cette membrane retentit de la manière la plus défavorable sur la tuberculisation pulmonaire qu'elle active tout d'un coup; aussi, aussitôt qu'une douleur se manifeste, je la combats par des applications de ventouses scarifiées ou des sangsues : si elle résiste à ces moyens, je fais appliquer un vésicatoire, et plus tard un séton ou un ou plusieurs cautères sur le lieu malade; c'est aujourd'hui à ces cas que je borne l'application des exutoires sur la poitrine, que j'employais il y a quatre ans presque sur tous les phthisiques, l'expérience m'ayant prouvé qu'ils n'avaient aucune utilité que lorsque la plèvre était malade. Depuis deux ans, lorsque l'auscultation démontre que la plèvre est saine, j'attends que la nécessité m'oblige à les prescrire; mais quand, à la première auscultation, je reconnais ou des adhérences ou un point pleurétique, je me hâte de les faire appliquer.

Il n'en est pas de même d'un exutoire fixe que je fais établir dans un lieu plus éloigné; chez presque tous mes malades je fais appliquer un cautère au bras, qui en général a une action assez favorable sur l'organisme entier. Cet exutoire est presque toujours conservé par les malades à leur sortie de l'hôpital, et peut concourir à l'entretien de leur santé : plusieurs en effet, malgré mes conseils, ou forcés par leur position, ou croyant qu'il était nuisible, ont fait sécher leur cautère, la toux est revenue chez le plus grand nombre, et a disparu aussitôt que l'exutoire a été replacé.

La diarrhée, ce symptôme si funeste dans la phthisie pulmonaire, devient quelquefois une contre-indication pour l'administration de l'huile de foie de morue; c'est lorsqu'elle survient pour la première fois et que ce malade prend ce médicament depuis quelque temps : en général, l'arrivée de ce symptôme est l'indice d'une persistance et d'une aggravation dans la maladie des poumons, qui indique que la modification que l'on a voulu obtenir ne peut se faire encore.

Je fais, aussitôt que la diarrhée se montre, cesser l'huile et l'alimentation ; le malade est mis à l'usage de l'eau de riz, d'une potion avec l'acétate de plomb ; je commence par 0,05 centigrammes par jour, et j'augmente peu à peu la dose jusqu'à 20 centigrammes ; l'opium est ordinairement associé à ce remède ; le régime prescrit se compose de deux riz au bouillon ; au bout de quatre ou cinq jours les selles reprennent souvent leur caractère normal : aussitôt je recommence l'huile et j'augmente peu à peu les aliments qui sont successivement portés à la ration ordinaire. Plusieurs des malades qui sont sortis de l'hôpital dans un état satisfaisant ont eu à plusieurs reprises la diarrhée, et, quoique retardée, l'amélioration n'en a pas moins été obtenue avec de la persévérance.

Il est peu des malades que j'ai eu à traiter qui n'aient eu, à plusieurs reprises, quelque atteinte de diarrhée avant leur entrée ; chez ceux-là en général, non-seulement l'administration de l'huile ne fait pas revenir les selles, mais encore elle produit un effet opposé. Je citerai, en peu de mots, l'observation d'une femme chez laquelle ce médicament a fait disparaître une diarrhée qui durait depuis plus de six mois.

La nommée Servant, âgée de trente et un ans, demeurant à Bordeaux, était dans les salles d'un de nos collègues depuis quelques mois; atteinte d'une diarrhée que les médications variées de notre confrère n'avaient pu que calmer par intervalle, par suite de quelques contestations sur le régime, cette fille passa dans mon service; à quelques signes, je soupçonnai l'existence de tubercules pulmonaires; j'examinai avec beaucoup d'attention cette malade, je reconnus une quantité assez considérable de tubercules crus dans les deux poumons; je crus que la diarrhée était aussi tuberculeuse; je prescrivis l'huile de foie de morue, et je satisfis avec modération à l'appétit de la malade qui était immodéré; les aliments n'augmentèrent pas la diarrhée, peu à peu elle se calma, et disparut complétement. Je continuai l'huile lorsque des symptômes cérébraux intenses se déclarèrent. Cette fille tomba sans connaissance; les yeux avaient une expression toute particulière, la figure était colorée, la respiration stertoreuse, quelques légères convulsions dans les membres abdominaux; j'opposai à ce nouvel état quelques applications de sangsues en petit nombre, les corps froids sur la tête, un séton à la nuque, des dérivatifs aux extrémités inférieures, quelques lavements laxatifs, quelques légers purgatifs, entre autres le calomel. Au bout de quelques jours elle recouvra la connaissance, la parole, et peu à peu revint à son état antérieur; je continuai encore pendant un mois au moins l'huile et un régime assez abondant. Cette fille, entrée le 7 juin 1842, est sortie de la salle n° 3, le 27 septembre, dans un état très-satisfaisant. Je ne l'ai pas revue depuis, ce qui probablement indique que la santé s'est maintenue.

En général, les sueurs nocturnes se trouvent assez promptement diminuées après les premiers jours de l'usage de l'huile de foie de morue; quel que soit le résultat probable de cette médication, ce n'est que chez deux ou trois malades que ce symptôme a continué à avoir assez de gravité pour que j'aie été obligé d'y faire une attention sérieuse. C'est encore à l'acétate de plomb que j'ai eu recours, et j'ai eu lieu de me féliciter de son emploi.

Un assez grand nombre de phthisiques présentent une coloration chlorotique. J'ai employé avec le plus grand avantage les ferrugineux . la préparation à laquelle j'ai donné la préférence est celle du docteur Blaud. Je prescris quatre à huit de ses pilules par jour, en même temps que l'huile de foie de morue et le régime fortifiant. Je n'ai point administré ce médicament comme héménagogue, je l'ai employé chez les hommes comme chez les femmes. C'est dans le but d'améliorer l'état du sang et d'arriver plus vite à la modification favorable que je cherchais à obtenir.

J'ai été obligé d'employer les ferrugineux à peu près sur un dixième de nos malades. Mes observations tendraient à se rapprocher, de ce côté, de celles de M. Dupaquier, de Lyon, qui, dit-on, a retiré de très-bons résultats de l'usage du protoiodure de fer dans la phthisie. J'ai essayé depuis un mois ce médicament chez deux malades, chez lesquels je croyais pouvoir réussir à cause de leur coloration spéciale; je n'ai pu le continuer à cause des symptômes d'irritation qu'il occasionnait même à une très-faible dose; j'ai été obligé de revenir à l'huile de foie de morue et aux pilules de Blaud qui ont été très-bien supportées par les malades.

Je dois signaler ici une complication qui est peut-être particulière à notre position topographique · c'est un état fébrile intermittent, qui a bien quelques rapports avec les accès de fièvre hectique auxquels sont sujets presque tous les phthisiques, mais qui cependant en diffère par quelques traits; ainsi, souvent toutes les stades des fièvres intermittentes se succèdent d'une manière régulière; le frisson survient en général dans le milieu de la journée, la sueur arrive vers minuit, et les malades passent assez bien le reste de la nuit; lorsque ces accès, qui sont en général quotidiens, se sont répétés de cette manière deux ou trois fois, j'ai recours au sulfate de quinine que je prescris à la dose de 25 à 30 centigrammes unie à 0,05 d'opium, tout en continuant le même régime et les autres médicaments; en général les malades supportent très-bien ce remède, et au bout de quatre à cinq jours je puis l'abandonner entièrement. J'ai dit plus haut que cet état pouvait être particulier à notre localité, car les fièvres intermittentes sont tellement fréquentes dans notre ville et dans les environs qu'elles forment plus du quart des malades que nous avons à traiter; dans l'hôpital il n'est pas même de maladie qui ne prenne quelquefois une forme intermittente et qui ne réclame l'antipériodique par excellence. Très-peu de phthisiques avancés présentaient à leur entrée cet état, ce n'est qu'après un séjour de quelques jours qu'il s'est assez souvent déclaré. La fièvre intermittente semble accélérer la tuberculisation. Presque tous les malades chez lesquels j'ai constaté les tubercules miliaires et crus étaient entrés dans mes salles atteints de fièvres intermittentes tierces ou quotidiennes; quel que fût l'état de leur poitrine, je commençai toujours à combattre la fièvre et à en triompher en donnant le sulfate de quinine, à la dose de 0,50 dans une potion, pendant six à sept jours, ainsi que je le donne ordinairement aux autres malades; la complication qui existait me faisait prescrire un peu d'opium pour calmer l'irritation bronchique ou céphalique que la quinine aurait pu produire. Je parlerai plus bas de ces cas avec beaucoup plus de détails.

On se rappellera peut-être le moyen proposé, il y a plus de vingt ans, par M. Fouquier, pour combattre la phthisie pulmonaire, le séton à l'anus. Je réclamai alors l'antériorité que je prouvai par une lecture que j'avais faite deux ans auparavant dans la Société médicale d'émulation de Bordeaux, et dans laquelle, m'appuyant de quelques faits que j'avais observés à l'hôpital pendant que j'y étais élève, de quelques autres que j'avais vus en ville, je proposais d'imiter la nature et de créer artificiellement un émonctoire là où elle amenait des dépôts critiques qui enrayaient la tuberculisation, et quelquefois retardaient de longtemps la mort des malades. Un abcès stercoral survenu chez un de mes amis qui a survécu dix ans à une phthisie qui semblait l'avoir amené au dernier terme de l'existence, m'avait porté à conclure qu'en imitant les voies par lesquelles la nature amenait cette crise, l'art pourrait être assez heureux pour réussir. Je ne pus, à cette époque, qu'exposer une théorie qu'aucun fait ne venait appuyer.

M. Mabit, alors médecin de l'hôpital, voulut bien me laisser essayer de pratiquer un séton à l'anus chez un jeune homme de Bazas atteint de phthisie au troisième degré; je le mis, mais ce jeune homme ne voulut plus rester à l'hôpital. Cette seule observation était donc comme non avenue, lorsque M. Fouquier présentant les mêmes considérations, s'appuyant des mêmes arguments, étaya du poids de son nom des idées qui étaient passées inaperçues par ma bouche et qu'il n'avait peut-être pas connues, il put faire quelques essais qui semblèrent réussir; pendant quelque temps le monde médical s'en occupa, mais ce moyen tomba bientôt dans l'oubli.

Depuis que je me suis trouvé en position d'observer un grand nombre de malades, je n'ai point perdu de vue les opinions que j'avais eues à cette époqne; j'ai bien des fois été témoin du retour des mêmes circonstances qui m'avaient amené logiquement à la proposition que j'avais faite. Ainsi, quoi qu'en aient dit plusieurs auteurs, j'ai eu dans mes salles, depuis neuf ans, dix phthisiques au moins qui avaient été opérés de la fistule anale; j'en ai dans ce moment encore un à la salle n° 12 qui a été opéré, il y a un an, par M. Chaumet, et qui est entré au troisième degré d'une phthisie pulmonaire qui me laisse bien peu d'espoir.

C'est le troisième de sa famille qui viendra mourir dans mon service à la suite d'une semblable opération. J'ai vu quelques phthisiques qui ont eu spontanément des abcès stercoraux, et chez lesquels la maladie pulmonaire a été enrayée pendant plus ou moins de temps. Les mêmes raisons devaient m'amener nécessairement aux mêmes résultats : je fis donc dans le commencement de mon service essayer les sétons à l'anus, et je ne tardai pas à avoir des mécomptes si nombreux que je n'eus plus recours à ce moyen; cependant l'observation attentive d'un grand nombre de phthisiques me fit bientôt reconnaître qu'il en était quelques-uns chez lesquels ce moyen devait être employé; en effet, quelques-uns avaient des douleurs dans l'anus, quelquefois quelques légères gouttes de sang s'échappaient, quelquefois une hémorrhoïde grossissait et se flétrissait alternativement, une espèce d'action maladive semblait vouloir se diriger vers l'anus, chez ceux-là, je crus devoir suivre l'aphorisme d'Hippocrate, *quò natura vergit eò ducendum.* J'ai donc limité à ces seuls cas l'application du séton à l'anus; j'ai eu à m'en louer plusieurs fois; il est vrai que j'ai constamment aidé ce moyen du traitement et du régime que j'ai indiqués plus haut. Dans toutes les phthisies survenues après l'opération de la fistule anale, j'ai essayé les sétons; j'ai pu bien refaire artificiellement la fistule, mais je n'ai jamais réussi à ramener les malades à un état satisfaisant, malgré le traitement et le régime, et la suppuration anale.

Ainsi, il en est de ce moyen comme d'un grand nombre, ce n'est que dans quelques circonstances qu'il produit de bons effets; la science doit apprendre à reconnaître les cas où il doit être employé et ceux, bien plus nombreux, où il ne ferait qu'augmenter inutilement les souffrances des malades, et leur enlever une partie des forces dont la nature a besoin pour s'opposer à la marche si incessante d'une maladie aussi grave.

J'ai négligé jusqu'à présent de signaler, dans la médication que j'ai employée contre la phthisie pulmonaire confirmée, la soustraction des causes qui avaient concouru à donner la maladie : c'est une des conditions de tout traitement que l'on se persuadera facilement que je n'ai jamais négligée, autant qu'il m'a été possible, et que tout praticien doit regarder comme son premier devoir. A ce sujet, je dois signaler d'une manière toute particulière une des causes les plus communes des phthisies que j'ai observées chez les jeunes gens et qu'il est extrêmement difficile de détruire, c'est la masturbation; il est peu de jeunes gens qui ne m'aient avoué s'être livrés avec excès à cet acte; les filles, comme l'on conçoit bien, sont bien plus réservées sur cet aveu, mais ne sont pas plus retenues en réalité par cette passion désordonnée; j'ai vu souvent des rechutes très-graves ne reconnaître pour cause que la reprise de cette funeste habitude, aussi mon premier soin est-il d'éclairer les malades sur les fâcheux résultats qu'ils peuvent en éprouver, et de les engager fortement à résister de toutes leurs forces à cette passion : les excès vénériens ont amené quelquefois les mêmes conséquences, mais cela a été beaucoup plus rare, ils sont en général moins à redouter, car le séjour à l'hôpital est une garantie de la cessation de cette cause.

L'usage *très-modéré* du coït, lorsque les forces reviennent et que la maladie est enrayée, est loin de produire de fâcheux résultats; il convient bien mieux que l'éréthisme qu'une abstinence complète entretient et qui empêche souvent les convalescents de goûter un sommeil tranquille.

DE LA PHTHISIE PULMONAIRE COMMENÇANTE.

D'après ce que j'ai dit plus haut, tous les médecins s'accordent à admettre la possibilité de reconnaître l'existence de la phthisie pulmonaire lorsque les signes sthetoscopiques annoncent qu'un ou plusieurs tubercules sont ulcérés et qu'il existe une ou plusieurs cavernes, mais peu de médecins admettent la possibilité de diagnostiquer l'existence de tubercules crus, et à plus forte raison de tubercules miliaires.

Cette question est l'une des plus importantes qui puissent occuper l'attention des médecins, car, si, comme j'en suis convaincu, il est possible d'enrayer le travail de la tuberculisation lorsqu'elle est déjà avancée, et de permettre ainsi à la nature de résorber les produits anormaux qui s'étaient développés dans les poumons, il est très-logique d'espérer qu'il sera plus facile d'obtenir la guérison de cette maladie lorsqu'elle commence, lorsque les tubercules sont à l'état miliaire, même encore à l'état cru.

C'est donc avec ardeur que je commençai, vers 1834, à rechercher quels seraient les signes qui me feraient reconnaître les tubercules non ulcérés. Je n'étais pas le seul médecin qui partageât cette façon de penser. Vers la même époque, M. Jackson, M. Andral, M. Hirtz, etc., etc., s'occupaient de rechercher ce qu'ils croyaient possible. Je poursuivais avec persévérance mes observations dans l'hôpital; depuis quelque temps je croyais être arrivé à quelque résultat, lorsque je lus dans les journaux de médecine de Paris, que M. Fournet venait de présenter à l'Académie de médecine un Mémoire à ce sujet. Je m'empressai, avant de connaître ce qui y était contenu, de lire la note suivante à la Société royale de médecine de Bordeaux, le 2 avril 1838 :

« Messieurs,

» Comme tous les médecins qui ont dirigé leur attention sur les maladies de poitrine, j'ai longtemps regretté que l'auscultation ne servît le plus ordinairement dans les phthisies pulmonaires qu'à préciser les points sur lesquels existaient des cavernes, et ne donnât en définitive les signes positifs de cette maladie que lorsque les poumons étaient dans un état tel, que presque aucun espoir ne restait plus au médecin. Dès l'instant que j'ai pu, sur un grand nombre de malades, et dans un hôpital, me livrer aux expériences nécessaires, j'ai essayé de voir s'il n'existerait pas quelque signe qui nous ferait reconnaître l'existence des tubercules à l'état miliaire, signe qui deviendrait d'autant plus important que peut-être alors il serait possible de guérir une maladie dont la marche non interrompue entraîne plus ou moins promptement les malades au tombeau. Au bout de quelque temps d'observation j'ai cru l'avoir rencontré, et depuis trois ans je l'ai fait constater aux élèves qui suivent le cours de clinique; je n'ai encore que deux observations positives à présenter, de tubercules reconnus à l'état miliaire chez des sujets qui ont succombé à d'autres maladies, et sur lesquels j'en avais constaté l'existence; j'en ai depuis reconnu chez un grand nombre d'individus, mais comme nous ne pouvions les tuer exprès pour vérifier l'exactitude de mon diagnostic, je ne les ai plus revus, et ils sont en quelque sorte perdus pour l'observation. Je ne parle pas des tubercules miliaires que je reconnais et que j'indique sur des sujets atteints de tubercules suppurés et à l'état cru. Il est si ordinaire de voir une grande quantité de tubercules à différents degrés chez les individus qui meurent phthisiques, qu'on pourrait dans ces cas-là nous taxer de prévention; cependant l'autopsie démontre toujours que j'ai diagnostiqué la place occupée par les tubercules miliaires, les tubercules crus, et enfin les ulcérés.

» J'attendais de pouvoir réunir un plus grand nombre d'observations, soit que le hasard m'en présentât de nouvelles occasions, soit que les individus chez lesquels j'ai constaté l'existence de tubercules miliaires vinssent dans notre service avec des tubercules crus ou ulcérés, et qu'il me fût possible de les ausculter de nouveau ; j'attendais, dis-je, de pouvoir étayer ce signe important de diagnostic de preuves suffisantes pour porter la conviction dans l'esprit de tous les médecins, lorsque j'ai vu dans les journaux (*Revue des Hôpitaux*) que M. Fournet avait présenté à l'Académie de médecine, le 15 mars, deux malades, chez l'un desquels il avait diagnostiqué, il y a huit mois, l'existence de tubercules crus, qui sont maintenant en suppuration, et l'autre qui, quoique avec l'apparence d'une bonne santé, présente des tubercules crus, que M. Fournet reconnaît à certains signes, quoiqu'un médecin habile en diagnostic ait déclaré qu'il n'était pas phthisique. L'Académie a écouté M. Fournet avec tout l'intérêt que présentait l'importance du sujet dont il s'occupait : les signes qui lui indiquent l'existence des tubercules à l'état cru sont tirés de plusieurs circonstances présentées par les malades; mais les principaux sont retirés de la différence de son et de toux, de l'expiration et de l'inspiration; les détails manquent sur l'intelligence de ces signes, je ne sais s'il s'appuie sur les mêmes bases que moi.

» Dans tout état de cause, je crois devoir vous exposer mes idées à ce sujet, que j'ai, sans aucune réserve, développées plusieurs fois depuis plus de trois ans, soit aux élèves auxquels j'ai fait des leçons d'auscultation, soit à plusieurs médecins de Paris ou de Montpellier, qui sont venus visiter l'hôpital Saint-André.

» Dans une bonne respiration l'auscultation fait entendre un bruit particulier dans l'inspiration et dans l'expiration; l'inspiration est plus courte, plus bruyante, s'arrête brusquement, tandis que l'expiration est plus lente et finit peu à peu en se perdant en quelque sorte sous l'oreille; quelques petits bruits sont encore perçus lorsque l'inspiration recommence.

» Dans un grand nombre de maladies de poitrine, cette même proportion et le même phénomène existent davantage : ainsi, dans la pleurésie aiguë, l'inspiration est brusque et l'expiration très-lente; dans la pneumonie du premier degré, le râle crépitant n'est bien senti que dans l'expiration, lorsque la maladie est peu forte.

» Mais aussitôt qu'il y a des tubercules miliaires les choses changent, l'inspiration se fait comme à l'ordinaire, mais l'expiration se termine brusquement, et il y a un moment où l'on n'entend aucun bruit : les mêmes proportions de temps existent bien encore entre l'inspiration et l'expiration, mais l'expiration n'occupe que les trois quarts du temps qui lui est consacré.

» Bientôt après, lorsque les tubercules miliaires sont plus abondants, l'inspiration est franche, mais l'expiration se termine brusquement et l'inspiration recommence immédiatement; l'expiration se fait à peu près dans les trois quarts du temps que met l'inspiration à se faire.

» Ces signes sont ceux qui annoncent la présence des tubercules miliaires et de quelques tubercules crus. Lorsque les tubercules crus sont abondants, alors un bruit spécial, qui est d'abord perceptible dans l'inspiration, mais qui le devient plus tard dans l'expiration, commence à se faire entendre; ce bruit est particulier, il semble que des petits corps métalliques roulent sur eux-mêmes dans le lointain; ce bruit, qu'il est facile de bien préciser, me sert à indiquer les lieux où les tubercules crus ou ramollis dans le centre existent en plus grande quantité, et comme on le reconnaît chez la plupart des malades qui succombent à une phthisie aiguë, il est très-facile d'en constater la valeur; les occasions sont malheureusement si fréquentes à l'hôpital que je ne puis vous dire le nombre de fois que l'autopsie cadavérique est venue confirmer mon diagnostic.

» Je suis fâché, Messieurs, de ne pouvoir vous présenter que d'une manière incomplète un point si important de la médecine; mais je me hâte de donner, quoique imparfaitement, une date à ce point de diagnostic; dans le temps où nous sommes on est si pressé de dire du nouveau qu'on n'attend pas assez que les faits viennent appuyer les théories que l'on présente : ce n'était point mon intention, mais avant qu'un autre ne recueille le fruit de mon observation, j'ai dû prendre acte pour, lorsque je publierai les faits que j'ai et ceux qui pourront m'être présentés, ne pas être taxé de plagiat. »

Quelque temps après, M. Fournet vint lui-même à Bordeaux, fit hommage à la Société de son ouvrage, et réclama le titre de membre correspondant.

Je fis partie de la Commission, et je fus chargé du rapport de cet ouvrage. Je m'aperçus avec étonnement que nous étions arrivés à des résultats tout opposés, en croyant l'un et l'autre connaître l'existence des tubercules miliaires. Je crois ne pouvoir mieux faire que d'insérer ici la partie de mon rapport, dans laquelle je traitais cette question.

« Quoique nous contestions à M. Fournet, et à ceux qui l'ont précédé, le mérite de la distinction des deux bruits respiratoires, nous n'en reconnaissons pas moins toute l'importance des recherches de ce médecin, en étudiant dans chaque maladie, d'une manière séparée et complète, le bruit inspiratoire et le bruit expiratoire; la marche qu'il a suivie peut amener dans la suite une certitude dans le diagnostic des maladies pulmonaires que les travaux de ceux qui ont précédé sont loin d'avoir donnée. Les résultats qu'a obtenus M. Fournet ont-ils ce degré de certitude que nous désirerions? nous n'osons l'affirmer. Je me permettrai quelques réflexions sur la base de presque tous les raisonnements et des expériences qu'il a consignées dans son ouvrage. J'ai eu l'honneur, il y a deux ans, à la première annonce des communications de M. Fournet à l'Académie de médecine, de lire une note sur la manière dont je croyais pouvoir établir le diagnostic de la première période de la phthisie pulmonaire. J'avais étudié aussi, séparément, les bruits respiratoires, depuis longtemps et sans préoccupation, et surtout sans aucune idée préconçue, j'avais tâché d'apprécier leurs différences de force et de durée, j'étais arrivé à un résultat diamétralement opposé : ainsi j'avais annoncé que dans l'état de santé les deux mouvements inspiratoires et expiratoires étaient à peu près égaux, que le mouvement inspiratoire finissait brusquement et que l'expiration commençait immédiatement, mais que lorsque le mouvement inspiratoire recommençait, on entendait encore la fin du mouvement expiratoire; qu'à mesure que des tubercules miliaires se formaient, le bruit expiratoire cessait plus brusquement, que peu à peu il diminuait, et qu'un intervalle quelquefois assez long séparait l'expiration de l'inspiration nouvelle; que plus tard le mouvement expiratoire diminuant de durée, le mouvement inspiratoire n'éprouvait pas une diminution proportionnelle. M. Fournet pose en principe qu'à l'état normal l'inspiration est beaucoup plus longue et plus forte que l'expiration : représentant par des chiffres leurs valeurs relatives, il établit que l'inspiration est comme 10; tandis que l'expiration est comme 2. En appliquant ces chiffres aux phénomènes que produisent les bruits inspiratoires dans la première période de la phthisie pulmonaire, il dit que l'inspiration descend à 5 ou à 2, tandis que l'expiration s'élève à 10, 12, et même 20. Ne manquant pas, dans mes salles, de malades, dans les divers états de phthisie pulmonaire, j'ai cherché avec toute la bonne volonté possible à m'assurer de la vérité de cette assertion; j'affirme que les recherches les plus consciencieuses n'ont pu me faire modifier ma première observation. D'après M. Fournet, les différences qu'il indique ont été non-seulement appréciées par lui, mais encore par MM. Andral, Louis, Chomel, et les nombreux élèves qui suivent les cours d'auscultation qu'il fait tous les ans à la Faculté de médecine de Paris; je crois que cette différence doit être attribuée à la manière dont nous faisons respirer les malades. Auscultant avec les mêmes précautions que M. Fournet, attendant que le malade soit rassuré et dans un état d'esprit tranquille, que la différence de température à laquelle il est soumis ait produit tout son effet, etc., j'applique l'oreille ou le sthétoscope sur les différentes parties de la poitrine, en recommandant au malade de respirer comme à son ordinaire; tandis que, comme le faisait Laënnec, comme on l'a fait à Paris depuis, et comme le recommande M. Fournet, il veut que le malade *produise fréquemment, régulièrement*, et *profondément*, ses inspirations et ses expirations. Il résulte de cette méthode très-vicieuse un changement dans la respiration qui ne doit jamais donner chez le même malade un résultat identique, car tantôt il respirera plus fréquemment, tantôt plus profondément, etc. Je crois que l'attention recommandée par l'auteur suffit, avec un peu d'exercice des sens de l'ouïe, pour saisir d'une manière assez distincte les divers bruits respiratoires chez un individu malade ou sain, respirant tout naturellement; que les signes que l'on en retire sont toujours les mêmes, tandis qu'en lui donnant une respiration artificielle on fait souvent de toutes pièces les signes que l'on désire.

» Il me semble du reste que la réflexion et l'observation des actes physiologiques de la respiration indiquent d'une manière positive que l'expiration ne peut pas être à l'inspiration comme 2 est à 10.

» En effet, lorsqu'un homme sain respire librement, on voit la poitrine s'élever, le ventre se gonfler pendant l'inspiration, et ces mêmes parties revenir à leur état normal par un mouvement d'une durée égale au premier : le souffle de l'inspiration est à peu près égal à celui de l'expiration pendant la veille, et pendant le sommeil l'expiration est plus longue que l'inspiration.

» N'est-ce pas avec l'expiration que les sons les plus prolongés sont produits dans le larynx? n'est-ce pas par l'expiration que le chant, la parole, s'exécutent? L'action de jouer des instruments à vent donne lieu souvent à une expiration très-prolongée; si dans l'état naturel l'expiration était à l'inspiration comme 2 est à 10, il n'y a aucun doute que la voix et le chant ne fussent plutôt produits par l'inspiration, et s'il est bien prouvé que l'air met à peu près autant de temps à entrer qu'à sortir de la poitrine, comme on entend un bruit constant dans la poitrine, il doit être démontré que chez l'homme sain le bruit expiratoire doit être au moins égal au bruit inspiratoire. »

Depuis cette époque je n'ai jamais fait d'auscultation sans faire remarquer aux élèves que je n'étais nullement prévenu; j'ai noté avec soin les places où la différence des deux temps m'indiquait la présence des tubercules miliaires, et je puis affirmer que je n'ai pu que persévérer dans l'opinion que j'avais énoncée dans ma note du 2 avril 1838.

Les occasions ne m'ont pas manqué; j'ai pu revoir une assez grande quantité de malades, chez lesquels j'avais diagnostiqué des tubercules commençants, qui, peu ou longtemps après, sont revenus dans mes salles, présentant des phthisies assez confirmées pour ne plus laisser de doute; plusieurs malheureusement ont succombé, et l'autopsie a pu convaincre les plus incrédules de la nature de la maladie.

Je persiste donc à croire que si M. Fournet, qui est un habile observateur, admet un état opposé dans les deux mouvements inspiratoires à celui que j'indique et que je fais constater tous les jours, cela ne peut tenir qu'à la manière toute différente d'ausculter les malades.

La méthode suivie à Paris est, suivant moi, mauvaise; la respiration artificielle que l'on entend ne peut donner la mesure positive des différents temps de la respiration; tandis qu'en laissant respirer les malades tout naturellement, on peut apprécier bien mieux les progrès de la maladie ou de l'amélioration. Je ne crois pas qu'en province nous ayons de meilleurs sens qu'à Paris, et si nous entendons très-bien les bruits respiratoires sans forcer la respiration, je ne sais pourquoi on ne pourrait pas les entendre aussi bien dans la capitale; pourquoi enfin l'on continue la mauvaise habitude qu'avait Laënnec.

Je demande à mes confrères de Paris de vouloir bien contrôler les phénomènes que j'indique, avec la même patience que j'ai mise à examiner les signes de M. Fournet, et surtout avec un esprit dégagé de toute préoccupation. Je suis persuadé qu'ils se convaincront bientôt de la vérité de ce que j'avance.

Je fais grâce à mes lecteurs de la répétition fastidieuse de plus de trente observations que j'ai rédigées avec le plus grand soin, et qui toutes prouvent d'une manière incontestable que ces signes m'ont suffi pour reconnaître l'existence de tubercules miliaires, alors même que tous les autres symptômes n'existaient pas encore; les malades sortis de l'hôpital sont revenus quelques mois après avec le cortége des signes qui accompagnent la phthisie au troisième degré. Cependant je crois nécessaire d'en citer trois qui pourront même confirmer en partie les bons effets de la médication que j'ai opposée aux diverses périodes de la phthisie.

Mais avant qu'il me soit permis de parler d'un signe qui revient souvent dans mes observations, et sur lequel quelques explications sont nécessaires, je veux parler du pouls qui présente un état spécial dans l'affection tuberculeuse du poumon, état qui ne m'a pas suffi pour prononcer, mais qui m'a souvent mis sur la voie pour rechercher s'il n'existait pas de tubercules dans les poumons.

J'ai fait, dans le courant de 1838, dans le sein de la Société royale de médecine, une conférence sur le pouls, qui a été imprimée dans son journal de juillet 1838. Continuant les recherches que Fouquet avait imprimées sur les signes que pouvait fournir le pouls, j'indiquais les résultats auxquels j'étais arrivé.

Cinq ans se sont passés depuis cette époque : j'ai pu, sur plus de huit mille malades, contrôler mes assertions; l'expérience m'a fait ajouter plus de confiance dans les indications précieuses que le pouls bien observé peut fournir, pour établir le diagnostic des maladies. Ainsi j'admets que tel organe malade réagit sur le pouls d'une manière particulière, presque toujours la même, et qu'avec de la persévérance on peut parvenir à saisir la nuance qui appartient à son affection. Cette proposition a trouvé un grand nombre de contradicteurs, et je n'en ai pas été étonné; il est si facile de nier, et les médecins ne peuvent faire autrement, s'ils ne font pas, avant de prononcer, l'éducation de leur tact; j'ai mis un temps très-long, sous la direction d'un praticien qui, pendant trente ans, avait été à la tête d'un service considérable, à reconnaître et à classer les diverses sensations que j'éprouvais. Je ne puis croire que deux ou trois essais suffiront à un confrère pour arriver à ces distinctions qui, au premier abord, paraissent si subtiles.

Je ne désespère pas de faire passer ma conviction dans l'esprit de quelques observateurs patients, et de rouvrir ainsi un champ nouveau à la science du diagnostic, que des préoccupations d'une autre nature avaient fait fermer.

D'après ce que je viens d'exposer, on ne sera pas étonné de m'entendre dire qu'un malade a le pouls pectoral; cela signifie que, tâté d'une manière identique, il se fait spécialement ressentir sous le médius.

Qu'il soit lent, fréquent, plein, mou, gros, mince, etc., il conservera toujours pour moi le même caractère. Si avec ces mêmes conditions il donne une sensation particulière aux doigts, je dirai qu'il est tuberculeux : je connaissais ce pouls lorsque je publiai mon Mémoire, mais je n'en parlais pas, parce qu'il était bien difficile de rendre, par des paroles, une chose aussi fugitive qu'une sensation. Je crois que cette tâche l'est encore au même degré, mais elle devient pour moi une obligation, devant laquelle il ne m'est plus permis de reculer, puisque l'expression de pouls tuberculeux se trouve souvent dans les observations que je publie.

Ainsi, comme je viens de le dire plus haut, les quatre doigts de la main gauche du médecin, appliqués sur l'artère radiale de l'avant-bras droit du malade (et *vice versâ*), de manière à ce que l'indicateur soit appliqué sur l'artère, au-dessus de l'apophyse stiloïde du radius, et les autres trois doigts rapprochés en remontant, appuyés et sentant l'artère, le pouls se fera ressentir plus spécialement sous le doigt médius; ce caractère est le pouls pectoral, ou plutôt pulmonaire; il existe dans la bronchite, la pneumonie, la pleurésie, les tubercules, etc.; mais lorsqu'il y a assez de tubercules miliaires dans les poumons pour troubler la santé, le pouls fait ressentir toujours plus spécialement, sous le médius, une petite saccade qui précède la pulsation, le pouls se rapproche un peu du bisferiens, mais cependant ne peut se confondre avec lui; la pulsation est bien unique dans le pouls tuberculeux, mais il semble que le sang frappe l'artère avant d'y circuler; ce serait, pour mieux me faire comprendre, comme une petite note, de la valeur d'une quadruple croche ajoutée à une noire.

Ce caractère existe dans tous les instants chez les phthisiques; on pourra l'étudier chez ceux dont la maladie ne laisse aucun doute, et avec un peu de patience, je ne doute pas qu'on ne parvienne à le bien saisir et à pouvoir le reconnaître chez des malades où ce signe pourra devenir utile.

On aurait tort de croire que, quelle que soit la confiance que j'accorde aux signes que peut fournir le pouls, ils puissent me servir seuls pour établir mon diagnostic, lorsque ces signes seuls existent, je me tiens sur la réserve et je ne me prononce pas, j'attends toujours de pouvoir réunir soit les signes fournis par l'interrogation des organes, soit ceux qui découlent de l'observation attentive des lésions des fonctions.

L'observation suivante viendra confirmer la valeur que j'attache au signe que donne le pouls, et en même temps à ceux que je retire de l'auscultation pour établir l'existence des tubercules miliaires.

Charles Hery, tailleur, âgé de dix-huit ans, de Saintes (Charente-Inférieure), habitant Bordeaux depuis deux ans, grand, frêle, à poitrine étroite, entra dans l'hôpital de Bordeaux le 15 avril 1842, se plaignant de lassitude dans les membres, d'inappétence; il ne tousse pas, il n'a pas craché de sang; le pouls est fréquent, 120, assez consistant, pectoral, et présente le caractère tuberculeux. J'examine sa poitrine avec attention; la respiration est un peu accélérée; la percussion, la palpation, ne me donnent aucun signe; aucun bruit ne se fait entendre dans la poitrine, seulement l'inspiration est plus longue que l'expiration, qui se termine brusquement, et laisse un intervalle avant le retour de l'inspiration. C'est aux deux poumons, à la partie supérieure, que je constate cet état : je n'eus pas le temps de faire subir à ce jeune homme aucun traitement; malgré tout ce que je pus lui dire pour le retenir, il voulut sortir trois jours après, se prétendant très-bien portant. Il rentra le 16 mai; la tuberculisation avait fait de rapides progrès, la respiration était haletante, une expression de gaîté singulière existait dans la physionomie; lorsqu'il dormait, chaque expiration produisait un cri brusque, très-fort, qui empêchait les autres malades, ses voisins, de dormir; la toux était sèche, fréquente, pas de crachats. Il n'y avait pas, le 16 mai, de cavernes, ainsi que l'auscultation me le démontra; mais on entendait à gauche, et au lobe superieur droit, le bruit des tubercules crus. Le pouls avait pris de plus en plus le caractère tuberculeux : à droite inférieurement, l'expiration était plus courte que l'inspiration; aucun râle. La couleur de la face était d'une teinte jaunâtre, les yeux brillants; une inquiétude générale l'empêchait de rester à la même place; il ne souffrait, disait-il, que de l'oppression; il avait de l'appétit, mais la digestion le fatiguait parce qu'elle augmentait l'oppression.

Je pronostiquai une mort prochaine, je cherchai, mais en vain, à arrêter une marche aussi accélérée par le cyanure de potassium, dont je portai successivement la dose jusqu'à 25 à 30 centigrammes dans les vingt-quatre heures.

L'oppression augmenta, le malade mourut comme asphyxié, le 1er juin suivant, le seizième jour de sa rentrée à l'hôpital, un mois et demi après que je constatai l'existence des tubercules à l'état miliaire.

L'autopsie, faite le 2 juin, nous montra le poumon gauche entièrement plein de tubercules unis ensemble par un tissu à hépatisation blanche : ces tubercules étaient de volumes très-divers; les uns étaient crus, volumineux, d'autres ramollis dans leurs centres, d'autres en pleine suppuration.

Le lobe supérieur droit contenait des tubercules crus assez nombreux; les deux autres lobes ne présentaient que des tubercules miliaires.

Cette observation prouve d'une manière évidente que j'ai reconnu les tubercules à l'état miliaire, le 15 avril; que les mêmes signes les ont fait encore constater un mois plus tard dans les deux lobes inférieurs du poumon droit, et que l'autopsie les a démontrés d'une manière évidente.

La marche de cette phthisie a été très-aiguë; j'en ai noté plusieurs qui n'ont pas eu plus de durée; je citerai, entre autres, un jeune homme de vingt ans, qui entra à l'hôpital avec tous les signes d'une phthisie aiguë, qui assura qu'il était bien portant quatre ou cinq jours avant, et qui mourut le huitième jour de son entrée, par conséquent, selon lui, douze jours après le commencement des premiers symptômes morbides, l'autopsie nous fit voir une multitude incroyable de tubercules crus assez volumineux, qui remplissait la presque totalité des poumons.

L'observation suivante, que j'ai pu suivre pendant longtemps, présentera plus d'un genre d'intérêt :

Anne Prebandé, jeune fille, alors âgée de quatorze ans, n'ayant pas été réglée, d'une assez forte constitution, appartenant à des parents très-pauvres et travaillant dans une fabrique de crins, entre dans une de mes salles, vers la fin de 1838, atteinte d'une scarlatine assez grave. Cette maladie était alors épidémique à Bordeaux; le traitement émollient est employé; la maladie suit toutes ses périodes; la desquammation se fait d'une manière normale, mais la convalescence n'est pas franche; cette jeune fille a une toux sèche, le pouls est fébrile, il y a amaigrissement, une inquiétude particulière; au bout de quelques jours je crains que, comme cela a lieu quelquefois à la suite de cette maladie éruptive, la plèvre ne soit affectée; j'ausculte donc cette petite fille avec beaucoup d'attention, rien ne m'indique que la plèvre soit malade; mais du côté droit de la poitrine l'inspiration est assez longue, l'expiration moins longue; à un temps d'arrêt avant le retour de l'inspiration, je diagnostique des tubercules à l'état miliaire assez nombreux dans le côté droit de la poitrine.

Je prescris l'huile de foie de morue à la dose de deux cuillerées, un régime analeptique, un cautère au bras; en peu de jours l'amélioration est sensible, la fièvre disparaît, l'embonpoint se prononce; il n'y a plus de toux, le sommeil est bon; je continue la même médication pendant un mois et demi: la malade sort dans le meilleur état; elle revient en 1839, elle a continué son état d'ouvrière en crins, sa famille n'était pas plus heureuse; depuis un mois elle tousse, elle a craché un peu de sang; elle est maigre, sue les nuits, le pouls est tuberculeux; l'auscultation m'annonce des tubercules miliaires plus nombreux qu'un an auparavant. Je recommence le même traitement; au bout de deux mois la santé paraît complétement revenue ; l'auscultation fait entendre une respiration presque normale. Cette fille sort de l'hôpital pour retourner chez ses parents; je la vois un an après venant visiter, dans nos salles, son père qui était tombé presque dans l'idiotisme; elle s'est développée; elle a eu ses règles qui sont très-régulières et abondantes; elle a grandi, elle est grasse, fraîche; elle a toutes les apparences de la santé. En 1841 je la retrouve dans mon service : depuis trois mois, des disputes domestiques ont encore aggravé la position de ses parents, ils sont réduits au dernier degré de la misère. Depuis deux mois elle tousse, elle sue, son sommeil est interrompu; elle a la fièvre tous les jours, l'appétit est presque nul; je l'ausculte, cette fois la tuberculisation avait envahi presque les deux poumons, le poumon droit surtout; aucun tubercule n'était suppuré, mais le bruit tuberculeux existait à un haut degré; je recommençai le traitement par l'huile de foie de morue; les toniques légers, un bon régime, quelques légers hypnotiques, la continuation de ces moyens pendant trois mois, font renaître et l'embonpoint, et les couleurs, et tous les signes de la meilleure santé. Je l'ausculte avant de sortir de l'hôpital, le bruit tuberculeux est bien moins fort, la respiration est beaucoup plus libre; cette jeune fille retourne dans sa famille pour soigner sa mère qui est souffrante; elle passe un an dans les privations de toutes espèces, dans le chagrin et la peine, dans une chambre qui contenait toute sa famille;

elle est obligée de rentrer dans mes salles au mois de janvier 1843 avec sa mère malade depuis longtemps d'une péritonite chronique.

Anne Prebandé est maintenant arrivée au dernier degré de la phthisie pulmonaire ; le son de presque toute la poitrine est mat ; on entend de petites pectoriloquies partout ; nulle part la respiration vésiculeuse, excepté au sommet du poumon gauche ; les symptômes les plus graves concordent avec cet état organique ; les crachats purulents, la fièvre hectique constante, des sueurs nocturnes abondantes, la diarrhée, la perte complète d'appétit, la respiration presque nulle, le pouls très-mou, très-petit, et très-fréquent ; je crois que bientôt elle va succomber. Contre mon attente, cet état dure jusqu'au 15 mars 1843 où elle a rendu le dernier soupir sans aucune agonie. — L'autopsie en a été faite le 16 en ma présence · tous les poumons, excepté 2 centimètres du lobe supérieur gauche, étaient convertis en un tissu à hépatisation grise, creusé d'innombrables tubercules suppurés. Il était vraiment extraordinaire de penser que cette fille ait pu vivre pendant deux mois avec cette désorganisation complète des deux poumons, et qu'une aussi faible partie du poumon gauche ait pu suffire seule à la respiration.

Cette observation que j'ai pu avoir complète, quoique la maladie ait duré si longtemps, prouve qu'en 1838 je diagnostiquai des tubercules miliaires d'après la différence que j'observai entre l'expiration et l'inspiration. Je portai alors ce jugement avec d'autant plus d'impartialité que j'auscultai cet enfant avec l'idée préconçue qu'elle devait avoir une pleurésie subaiguë, ainsi que cela était arrivé si souvent, à la suite de la scarlatine, dans cette épidémie.

Nous voyons à sa première auscultation les tubercules d'abord assez nombreux dans le lobe supérieur droit, le traitement suivi d'un si heureux succès que la maladie semble tout à fait avoir disparu.

Nous suivons successivement dans les autres rechutes le passage des diverses évolutions des tubercules; constamment guidés par les signes sthétostopiques que j'ai décrits plus haut, nous constatons les tubercules miliaires dans les autres parties du poumon, leur passage à l'état cru, et enfin leur dernière transformation en cavernes entourées de tissu pulmonaire induré.

Nous voyons que chaque fois le traitement conseillé est suivi du résultat le plus satisfaisant; il est à croire que si, loin de retourner subir dans sa famille l'action des mêmes causes qui avait amené la tuberculisation, cette jeune fille avait été mise dans des conditions différentes, la tuberculisation qui avait toujours été enrayée eût eu un temps d'arrêt assez long pour que la nature ait pu amener la résorption de cette production morbide, et, par conséquent, que la santé se fût maintenue.

La troisième observation que je veux citer est

celle d'un jeune homme de dix-neuf ans, nommé Sillet, perruquier. Ce jeune homme entra dans une de mes salles au mois d'août 1841, atteint d'une espèce de courbature; il toussait un peu, il avait des douleurs dans tous les membres, il se voyait amaigrir depuis quelque temps, il était devenu triste, l'appétit avait diminué, la nuit le sommeil était interrompu; il avait quelques légères sueurs sur la poitrine et à la tête; j'auscultai ce jeune homme avec attention, et je reconnus que dans le poumon droit l'expiration était moins longue que l'inspiration; la respiration du poumon gauche était un peu exagérée, mais avec les temps normaux. Je diagnostiquai des tubercules à l'état miliaire; je prescrivis l'huile de foie de morue, un régime fortifiant; dans huit jours l'amélioration fut sensible, tous les symptômes disparurent; il sortit, au bout de deux mois de ce traitement, sans toux, sans fièvre, sans sueurs, dormant bien, mangeant depuis longtemps la portion, dans un état d'embonpoint et de force qui me fit porter sur mon cahier ce jeune homme à la colonne des guéris. Je le perdis de vue pendant plus d'un an; je le retrouvai au mois de septembre 1842, à l'infirmerie de la prison, arrivé presque au dernier degré de la phthisie pulmonaire. Quelque temps après sa sortie de l'hôpital, il avait été compromis dans une orgie, arrêté, et condamné à un an de prison en police correctionnelle. Depuis quelques mois la toux, la fièvre, l'amaigrissement, les crachats, etc., l'avaient successivement amené à l'état alarmant qu'il présentait; il s'était, me dit-il, bien porté après sa sortie de l'hôpital et pendant les premiers temps de sa prison; mais aussitôt qu'il fut condamné, le mauvais régime auquel il fut astreint, l'humidité, etc., occasionnèrent sa maladie.

Ausculté à cette époque, il présentait des tubercules crus très-nombreux à droite, au lobe supérieur du même côté une caverne assez grande; il était d'une pâleur chlorotique, il avait la diarrhée depuis quelques jours, etc., etc.

Il ne m'était plus permis de conserver du doute sur la nature de la maladie : les tubercules qui étaient, il y a un an, à l'état miliaire, qui même avaient beaucoup diminué à cette époque, étaient revenus aujourd'hui sous l'action des dernières causes débilitantes anxquelles Sillet avait été exposé; ils avaient suivi leurs évolutions, étaient devenus crus, plusieurs avaient suppuré dans le lobe supérieur droit. Je ne m'étais pas trompé dans mon premier diagnostic. Je calmai la diarrhée, je relevai l'estomac; je prescrivis l'huile de foie de morue, plus tard les ferrugineux, j'augmentai successivement le régime jusqu'à 750 grammes de pain par jour, deux portions de viande rôtie ou grillée, 50 centilitres d'un bon vin. Peu à peu la santé se rétablit, et Sillet sortit de mes salles pour retourner à la prison, dans l'état le plus satisfaisant, au commencement de février 1843. Sorti de prison, il y a quelques jours, il est venu me consulter pour savoir la manière de vivre qu'il doit adopter pour ne pas retomber malade; il est gai, frais, gras, ne s'est jamais senti autant de force; il ne tousse ni ne crache plus.

Comme je l'ai dit plus haut, ces trois observations ont été choisies parmi une trentaine qui donnent les mêmes résultats relativement au diagnostic des tubercules à l'état miliaire, tubercules reconnus et par le pouls, et surtout par la différence de l'inspiration et de l'expiration. Ces malades, entrés à l'hôpital pour d'autres maladies que la phthisie, sont presque tous sortis avant que la médication que j'avais mise en usage ait eu le temps de modifier leur constitution, et sont rentrés, après un temps plus ou moins long, dans un état de tuberculisation qui ne laissait plus aucun doute possible.

Je suis fondé logiquement à penser que, si les signes qui m'ont servi à établir chez ces trente malades l'existence des tubercules à l'état miliaire ne m'ont pas trompé, parce que la suite l'a démontré d'une manière évidente, je n'ai pas pu me tromper en diagnostiquant, au moyen des mêmes signes, des tubercules miliaires chez beaucoup d'autres, quoique je les aie perdus de vue, ou que le traitement que j'ai employé soit parvenu à les faire disparaître ou à enrayer leur développement.

Le traitement que j'ai opposé à cet état est à peu près le même que celui que je prescris contre les tubercules crus ou suppurés. Toujours, autant que possible, l'éloignement des causes qui ont pu contribuer à faire naître les tubercules, un régime tonique, d'autant plus facile dans cette période, que les organes digestifs sont en général dans un excellent état; l'huile de foie de morue à la même dose, seulement dans ces cas, comme la toux n'est pas forte ni fréquente, et que le malade peut subir impunément une stimulation qui, en général, est favorable, je fais mettre l'huile dans une demi-tasse de café pur; le goût des malades n'en est nullement affecté; c'est le seul mélange qui puisse dissimuler l'odeur désagréable de ce médicament; une tisane amère, de houblon, etc., vient ajouter à l'action de tous ces moyens. En général, au bout de peu de temps, une amélioration notable se déclare; l'amaigrissement, qui est le premier symptôme qui se fait remarquer, diminue sensiblement; le pouls se régularise, devient de moins en moins fréquent, il perd souvent son caractère tuberculeux; la respiration devient moins accélérée, les temps de l'inspiration et de l'expiration reviennent à leur état normal; si les malades ont la constance de suivre avec persévérance les prescriptions hygiéniques qui seules sont prescrites, après deux ou trois mois de médication, leur santé se renforce, et peut faire espérer que la maladie qui était si imminente disparaîtra pour toujours. J'ai revu souvent des jeunes gens qui ont été soumis à ce traitement depuis quatre ans, et qui sont aujourd'hui dans l'état sanitaire le plus satisfaisant.

Je me suis parfaitement trouvé, pour quelques malades de ma clientèle civile, d'un moyen qui malheureusement ne peut pas être employé par les pauvres, je veux parler du séjour assez longtemps prolongé sur la plage d'Arcachon, près La Teste. Cette plage, baignée par une eau aussi salée que celle de la pleine mer, est exclusivement composée d'un sable fin que les eaux de la mer couvrent et découvrent toute la journée; aucun dépôt vaseux ne peut vicier les émanations marines que l'eau de mer répand dans l'air par son évaporation constante; cette plage, assez étroite, est limitée par une forêt de pins magnifiques qui couronnent les dunes qui se sont formées il y a plusieurs siècles; le terrain n'est donc formé que par du sable; la forêt a l'énorme avantage de briser le vent d'ouest qui est si fort dans tous nos ports de l'Océan, et d'empêcher ces transitions brusques de température, qui seules contre-indiquent l'habitation des bords de la mer pour les poitrines délicates; en outre, les émanations balsamiques qui s'échappent de ces arbres, qui sont constamment taillés pour produire de la résine, vont porter une influence salutaire au poumon, en se mêlant à l'air que respirent les malades. Je prescris des bains chauds d'eau de mer en s'entourant de toutes les précautions que la prudence commande; il est inutile d'ajouter que la médication et le régime sont continués sur les bords de la mer comme à la ville. J'ai été étonné moi-même de l'état satisfaisant des malades que j'avais envoyés, après un séjour de deux mois, sur les bords de la côte d'Arcachon; j'espère profiter, pour plusieurs malades, de l'heureuse situation dans laquelle nous nous trouvons à Bordeaux ; je ne doute pas que lorsque ce lieu sera connu par un plus grand nombre de médecins, il ne soit fréquenté par beaucoup de personnes atteintes de phthisie commençante, et que leur constitution n'y soit modifiée de la manière la plus heureuse. — Le point que je viens de traiter a une importance énorme pour l'humanité; la phthisie, comme je l'ai déjà dit, tend constamment à accroître les victimes, surtout dans les villes; et si ce que vient d'avancer M. Boudet à l'Académie des sciences se trouve confirmé par d'autres observations, la majeure partie des habitants de Paris se trouveraient avoir plus que des germes de phthisie, puisqu'il a rencontré des tubercules miliaires dans les poumons des $^7/_{10}$ des malades morts dans les hôpitaux. Nous ne sommes pas heureusement aussi avancés dans notre ville : j'ai ouvert depuis neuf ans presque tous les morts de mon service; j'ai toujours examiné les poumons avec la plus grande attention, j'ai bien trouvé quelquefois des tubercules miliaires disséminés, mais cela a été l'exception loin d'être la règle.

D'après ce que j'ai dit des bons effets de l'huile de foie de morue dans la phthisie pulmonaire, on a pu conclure que je l'avais employée contre diverses maladies scrofuleuses. J'ai obtenu des succès nombreux que je ne puis consigner ici, et qui sont déjà connus depuis longtemps par les différents articles de journaux qui en ont bien souvent entretenu le public médical; je ne veux parler ici que d'un effet qui est très-rationnel et qui cependant n'a pas, je crois, été encore constaté.

Il y a à peu près deux ans, une jeune fille de quatorze ans entra dans mon service venant d'un couvent de filles; elle était phthisique, je la soumis à la médication que j'ai mentionnée plus haut. Quelque jours après, la sœur de la salle m'apprit que cette malade avait une teigne faveuse assez avancée; je l'examinai, et je me convainquis que presque toute la tête était malade; je fis couper les cheveux, appliquer des cataplasmes pour favoriser la chute des croûtes, puis je cautérisai légèrement avec le nitrate d'argent fondu : ce traitement local ne me faisait pas suspendre le traitement général que je continuais avec persévérance; quinze jours après la teigne était complétement guérie. Cette jeune fille est restée longtemps dans mes salles, la teigne n'a pas reparu.

Étonné de l'effet si prompt d'une médication qui, sans contredit, avait amené la guérison d'une maladie si longue en général à guérir, et que j'avais combattue si souvent et si inutilement par des cautérisations répétées, je n'hésitai pas à prescrire l'huile de foie de morue et le régime tonique à deux enfants pour lesquels je fus consulté quelque temps après. Je fis seulement couper les cheveux, appliquer des cataplasmes, je fis donner quelques bains gélatineux, au bout d'un mois mes deux malades étaient complétement guéris d'une teigne faveuse qui durait depuis longtemps. J'ai, depuis ce temps, conseillé les mêmes moyens à trois enfants atteints de la même maladie; le succès a été toujours aussi assuré.

Il serait bien à désirer que ce traitement soit constamment suivi du résultat heureux que j'ai obtenu, car cette maladie fait souvent le désespoir des familles et des médecins, et finit presque toujours par être livrée entre les mains des empiriques les plus ignorants. Dans notre bel hôpital de Bordeaux, au XIXe siècle, le supplice de la calotte est encore infligé non-seulement aux malades internes, mais à de nombreux enfants de la ville, que les parents y envoient chaque jour.

Une remarque que j'ai notée, et qui, sans aucun doute, sera faite par tous ceux qui prescriront ce médicament, c'est le peu de répugnance que les enfants montrent pour l'huile de foie de morue : il en est très-peu qui aient refusé de la prendre; je l'ai souvent prescrite à de très-jeunes enfants qui semblaient la prendre avec plaisir.

Statistique des phthisiques que j'ai eus dans mes salles, du 1er mars 1841 jusqu'au 1er mars 1843.

Sortis.		
Hommes... 67.	Femmes.. 30.	TOTAL.. 97
Morts.		
Hommes... 32.	Femmes.. 11.	TOTAL.. 43
Reste.		
Hommes... 2.	Femmes.. 5.	TOTAL.. 7
Hommes... 101.	Femmes.. 46.	TOTAL.. 147

Age.	Hommes.	Femmes.	TOTAL.
De 10 à 20.........	11	12	23
De 20 à 30.........	44	18	62
De 30 à 40.........	32	10	42
De 40 et au-dessus	14	6	20
	101	46	147

Les extrêmes ont été un petit garçon de six ans, et deux hommes, l'un âgé de cinquante-trois ans, l'autre de soixante et un. Ces deux derniers sont morts, et l'autopsie n'a laissé aucun doute sur la nature de la maladie.

De ces 147 malades 102 étaient habitants de Bordeaux, 45 venaient soit du département, soit des départements circonvoisins.

Les morts ont eu lieu dans les mois suivants :

		Report...	24
Janvier........	4	Juillet........	6
Février........	6	Août...........	4
Mars...........	2	Septembre....	3
Avril...........	6	Octobre.......	2
Mai.............	4	Novembre.....	2
Juin............	2	Décembre.....	2
A reporter.	24	TOTAL...	43

L'on voit que les deux mois qui ont présenté le plus de mortalité pour les phthisiques, ont été les mois de février et de juillet.

Sur ces 43 morts 6 ont fait tout au plus un séjour de cinq jours, 2 sont entrés à l'agonie. Je n'ai donné l'huile de foie de morue qu'à 18 d'entre eux

Deux morts ont eu lieu par des hémoptysies foudroyantes au moment où les malades semblaient entrer en convalescence. L'autopsie a montré les cavernes pleines de sang, ainsi que les bronches.

Trois ont succombé à la suite d'affections cérébrales. Deux autopsies ont été faites et ont montré des tubercules dans le cerveau, et une inflammation des méninges.

Un d'eux, dont je n'ai pu faire l'autopsie, qui a succombé à des symptômes cérébraux huit jours après son entrée, avait été frappé, comme d'un coup de foudre, d'une amaurose complète, deux mois avant son entrée à l'hôpital. La phthisie était au troisième degré quand je le vis pour la première fois, la tête n'était pas douloureuse; les facultés intellectuelles étaient parfaites. Au bout de quatre jours le malade fut pris tout à coup d'un délire complet; une fièvre vive s'empara de lui et l'enleva le huitième jour.

Les professions semblent influer d'une manière particulière sur la production de la phthisie.

Sur 101 hommes il y avait :	tailleurs.........	22
	cordonniers.....	17
	boulangers......	14
	professions div.	48
	TOTAL....	101

Quant aux femmes, la majorité étaient domestiques. Du reste, à Bordeaux et dans les environs il n'existe pas de fabriques en assez grande quantité pour que les femmes puissent y être occupées.

Hérédité. — Il est bien loin de ma pensée de croire que les tubercules qui se développent assez souvent chez les enfants dont les pères sont morts phthisiques, leur soient transmis avec la vie. Ils apportent en naissant la constitution de leurs parents, et s'ils se trouvent dans les mêmes conditions, il est à craindre que la tuberculisation ne se fasse dans leurs poumons comme elle s'est faite chez leurs parents.

C'est, je crois, la seule manière d'expliquer l'hérédité des maladies; je n'ai jamais manqué d'interroger mes malades sur la santé de leurs parents. Je n'ai eu que 20 malades sur ces 147 dont les parents soient morts avec des symptômes de phthisie.

Une observation que j'ai été à même de faire souvent, c'est que la phthisie se développe quelquefois chez tous les enfants d'une même famille, quoique les auteurs jouissent d'organes pulmonaires très-sains.

Entre autres exemples, je citerai la famille de cette petite Prebandé, dont j'ai rapporté plus haut l'observation. Deux de ses frères étaient morts en 1837 et 1839 dans mes salles; elle est morte en 1843. Son père était un homme fort et vigoureux, à large poitrine, que j'ai eu dans mes salles pendant longtemps, atteint d'une affection cérébrale. La mère est morte dans mon service il y a peu de jours d'une péritonite chronique. L'autopsie a démontré des poumons très-sains, exempts de tubercules.

Certes, dans ce cas, ainsi que dans beaucoup d'autres que je pourrais citer, les pères n'ont pu donner ce qu'ils n'avaient pas; mais par suite de circonstances qu'il est bien difficile d'apprécier, les produits de deux individus à poitrine saine ont apporté une aptitude extrême à avoir, sous l'empire des mêmes causes, des tubercules dans les poumons, quoique les parents n'en avaient pas eu.

A ce sujet je dois citer l'observation suivante qui

est à peu près dans les mêmes circonstances, et qui tendrait à me faire croire que si la phthisie héréditaire est réputée par les auteurs constamment mortelle, c'est que le plus ordinairement quand les symptômes se développent, la désorganisation des poumons est arrivée à un tel degré qu'il n'existe plus aucun espoir de voir conserver la vie.

Un propriétaire, âgé de 65 ans, et sa dame, âgée de 55 ans, jouissent maintenant de la meilleure santé, ils ont eu cinq filles; les deux aînées avaient succombé à la phthisie pulmonaire à l'âge de vingt-six ans, je fus appelé il y a six mois pour donner des soins à la troisième, que je trouvai atteinte depuis quelque mois d'une phthisie pulmonaire arrivée presqu'au dernier degré, les deux poumons étaient pleins de tubercules, de larges cavernes existaient : je ne voulais pas me charger de cette malade; je cédai cependant aux prières des parents qui me suppliaient de continuer mes visites, me représentant que leur fille perdrait le peu d'espoir qu'elle avait encore si je l'abandonnais. Cette malheureuse demoiselle mourut peu de temps après. Deux sœurs restent encore; une a vingt-quatre ans, et l'autre vingt. L'aînée qui n'avait pas encore un symptôme de maladie de poitrine, mais qui depuis quelque temps a vu diminuer son embonpoint, ce qu'elle attribuait au chagrin qu'elle avait éprouvé de la maladie et de la mort de sa sœur, a voulu me consulter pour savoir s'il lui serait possible d'éviter le sort qui semble réservé à sa famille. Je l'auscultai avec attention, quel fut mon étonnement de rencontrer presque tout le lobe supérieur droit rempli de tubercules à l'état cru, et une petite caverne sous la clavicule droite, des tubercules miliaires au lobe supérieur gauche. J'ai depuis deux mois soumis cette demoiselle à la médication que je conseille ; elle va déjà mieux, je désire être assez heureux pour arrêter ce travail morbide, qui était déjà arrivé à une période aussi avancée, sans qu'aucun symptôme en démontrât l'existence.

La jeune sœur n'a pas encore de tubercules dans le poumon, autant que j'ai pu en juger par une auscultation attentive ; j'ai cru, pour cette dernière, devoir me borner aux prescriptions hygiéniques, et à l'éloignement des causes qui chez ses sœurs aînées avaient pu favoriser la tuberculisation.

J'arrive à une question qui semblerait aujourd'hui résolue d'une manière complète ; je veux parler de la contagion de la phthisie. Depuis longtemps en France on ne croit pas que la phthisie pulmonaire puisse se propager par contagion ; on repousse, comme une erreur des temps de barbarie, cette opinion que nos pères avaient dans nos contrées méridionales et qui existe encore en Espagne et en Portugal.

Cependant j'ai été frappé de trop d'exemples pour ne pas conserver du doute à ce sujet. Il est certes bien loin de ma pensée de croire qu'un linge qui aura servi à un phthisique puisse produire chez un autre cette même maladie, mais je serai loin d'affirmer qu'une communication intime, telle que celle qui existe entre un mari et une femme, ne puisse développer chez un individu sain des germes, et peut-être même les symptômes de cette maladie; il en serait de même de l'aspiration fréquente de l'haleine des phthisiques.

J'ai vu plusieurs femmes appartenant à des familles à forte poitrine, succomber à la phthisie pulmonaire quelque temps après leurs maris.

J'ai vu plusieurs hommes à forte et large poitrine devenir phthisiques après que cette maladie s'était développée chez leurs femmes.

Ces circonstances seraient-elles purement accidentelles, quoique répétées un grand nombre de fois, ou indiqueraient-elles la transmission de la phthisie pulmonaire d'un individu malade à un individu sain, toujours au moyen d'une communication intime? c'est ce que je suis bien loin d'affirmer.

Je crois cependant être utile à l'humanité en fixant de nouveau l'attention des médecins sur une cause qui peut produire la phthisie, et que l'on a trop niée dans ces derniers temps.

Quoique convaincu, alors que je commençai dans l'hôpital les auscultations fréquentes que j'ai continuées jusqu'à aujourd'hui, que la phthisie ne pouvait se communiquer, il m'est toujours arrivé, toutes les fois que, malgré ma précaution de faire tourner la tête au malade, je respirais l'air rendu par l'expiration d'un phthisique, de ressentir une impression particulière dans la poitrine, et cependant mon âge et ma constitution devaient me rassurer.

En rappelant les hommes qui se sont le plus occupés spécialement de cette maladie, ne voyons-nous pas les principaux succomber à la phthisie, Bayle, Laënnec, Delaberge, Danse, etc., etc.? Je suis loin encore de vouloir attribuer la mort si regrettable de ces illustres médecins à la contagion, mais on doit avouer que si le hasard a seul présidé à la production de cette maladie, quelques esprits pourraient bien voir dans le développement de ces phthisies la suite des communications de tous les jours qu'avaient ces médecins avec des phthisiques.

Je suis loin d'attacher à cette dernière réflexion une grande importance, mais je crois que la prudence exige un redoublement de précaution de la part des médecins et des élèves, surtout pour ceux qui sont prédisposés par leur constitution aux maladies tuberculeuses.

Ainsi que je l'ai dit plus haut, j'ai ausculté tous les malades à leur sortie de l'hôpital; j'en ai ausculté plusieurs deux et trois ans après; j'ai toujours retrouvé la pectoriloquie dans les mêmes endroits où je l'avais constatée à l'entrée de ces mêmes malades, et cependant ils ne toussaient, ne crachaient plus, plusieurs jouissaient d'une santé parfaite; j'étais porté à conclure que la cavité provenant de la fonte tuberculeuse ne s'était pas affaissée et existait encore : il y avait donc un autre moyen que la nature employait pour guérir la phthisie, que l'occlusion des cavernes; j'attendais une occasion qui s'est offerte il y a six mois à mon observation.

Un officier carliste espagnol, âgé de vingt-six ans, entra dans une de mes salles dans le mois de juillet 1841, atteint d'une phthisie pulmonaire avec caverne assez considérable vers le milieu du lobe supérieur droit; je ne décris pas la marche de la maladie ni la médication qui eut le plus heureux résultat, il me suffira de dire qu'il sortit au bout de trois mois dans l'état le plus satisfaisant; je le revis dans le printemps de 1842, il entra dans mon service pour une légère bronchite, et peut-être plutôt pour soulager sa misère, qui était extrême; je l'auscultai alors, et je trouvai à la même place la pectoriloquie, mais la caverne était amoindrie, la respiration était bonne dans presque toute la poitrine.

Ce jeune homme sortit de l'hôpital en bonne santé, et n'ayant aucune autre ressource il partit pour aller travailler aux digues que l'on établit à l'embouchure de notre fleuve, dans le Bas-Médoc, pays où les fièvres intermittentes sont endémiques. Un mois après on le rapporta dans la salle 12 avec une fièvre insidieuse, à laquelle il succomba le lendemain de son entrée, malgré le traitement le plus actif.

J'en fis l'autopsie avec le plus grand soin, je ne trouvai pour expliquer la mort que ce que j'ai trouvé chez plusieurs fébricitants, la fonte de la rate en une espèce de putritage noir; ce n'est pas de cela que je veux m'occuper ici : je ne dois parler que des poumons.

Je commençai par examiner le lieu où j'avais, un mois auparavant, constaté la caverne ; une cavité existait à la place où j'avais entendu la pectoriloquie, mais elle était recouverte d'une membrane muqueuse en tout semblable à celle qui tapisse les bronches; le tissu pulmonaire qui l'entourait était sain et perméable à l'air. Dans le même lobe, et plus haut existait un très-gros tubercule, entouré aussi de tissu pulmonaire sain, ce tubercule était formé d'une espèce de coque cartilagineuse renfermant une matière plâtreuse. Il n'existait pas de tubercules miliaires.

Ainsi la caverne ne s'était pas effacée, seulement elle s'était arrondie, et avait été recouverte d'une membrane muqueuse qui la faisait presque ressembler à un renflement des bronches.

Mais ce qui, pour moi, indiquait une guérison complète, c'est le retour du tissu pulmonaire environnant à l'état normal. Quant au gros tubercule et à la substance qui le formait, il aurait continué à séjourner impunément dans le poumon, il n'est pas probable qu'il eût pu être résorbé; j'en ai trouvé plusieurs dans le même état chez des individus qui depuis longtemps n'avaient pas souffert d'affection de poitrine.

Je suis heureux que les recherches présentées dernièrement par M. Boudet à l'Académie des sciences viennent confirmer ce que cette autopsie m'a démontré, la manière dont la nature opère souvent la guérison des cavernes en recouvrant les tissus anciennement en suppuration d'une membrane muqueuse, en tout semblable à celle qui recouvre les bronches; il y avait un an seulement que cette caverne s'était cicatrisée de cette manière : ne serait-on pas en droit de présumer que peu à peu cette cavité aurait été en diminuant, et que peut-être, si cet Espagnol avait vécu quelques années, elle aurait complétement été effacée?

J'espère que de nouvelles occasions me mettront à même de pouvoir éclaircir ce point d'anatomie pathologique qui est digne de tout l'intérêt des médecins.

FIN.

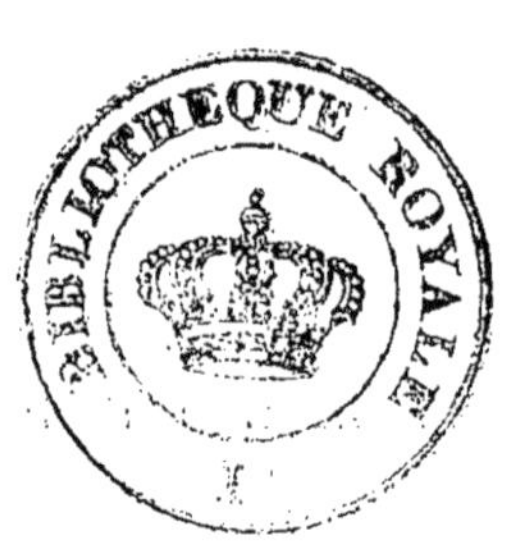

www.ingramcontent.com/pod-product-compliance
Ingram Content Group UK Ltd.
Pitfield, Milton Keynes, MK11 3LW, UK
UKHW020403230726
13925UKWH00003B/1242

9 782019 169794